RAEMXROX RE NDANG MWH NDANGNAEK
CAEUQ MWH NAEMJ SENG

孕产期保健知识

Sawcuengh Caeuq Sawgun

壮汉双语

Gvangjsih Bouxcuengh Swcigih Fuyou Baujgenyen   Sanraiz

广西壮族自治区妇幼保健院 编著

Lwgnding Bouxraeuz   Hoiz

刘敬柳 译

U0396443

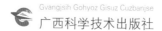

Gvangjsih Gohyoz Gisuz Cuzbanjse

广西科学技术出版社

图书在版编目（CIP）数据

孕产期保健知识：壮汉双语／广西壮族自治区妇幼保健院编著；刘敬柳译.—南宁：广西科学技术出版社，2018.12

（中国–东盟传统医药文库）

ISBN 978-7-5551-1118-4

Ⅰ.①孕… Ⅱ.①广…②刘… Ⅲ.①妊娠期—妇幼保健—图解—壮语、汉语②产褥期—妇幼保健—图解—壮语、汉语 Ⅳ.①R715.3-64

中国版本图书馆 CIP 数据核字（2018）第 293691 号

YUN CHAN QI BAOJIAN ZHISHI（ZHUANG HAN SHUANGYU）

孕产期保健知识（壮汉双语）

广西壮族自治区妇幼保健院 编著 刘敬柳 译

组　　稿：朱杰墨子　　　　　　　责任编辑：赖铭洪　何　芯
助理编辑：罗　风　　　　　　　　特约编辑：覃祥周　赵德飞
责任校对：袁　虹　　　　　　　　封面设计：韦宇星
特约校对：韦淑英　　　　　　　　版式设计：林　蕊
责任印制：韦文印

出 版 人：卢培钊　　　　　　　　出版发行：广西科学技术出版社
社　　址：广西南宁市东葛路66号　邮政编码：530023
网　　址：http://www.gxkjs.com　编 辑 部：0771-5864716

经　　销：全国各地新华书店
印　　刷：广西雅图盛印务有限公司
地　　址：南宁市高新区创新西路科铭电力产业园　邮政编码：530007
开　　本：787 mm×1092 mm　1/32
字　　数：89千字　　　　　　　　印　　张：4
版　　次：2018年12月第1版
印　　次：2018年12月第1次印刷
书　　号：ISBN 978-7-5551-1118-4
定　　价：28.00元

Moegloeg 目 录

2

1.Mwngz Rox Guhlawz An Ngoenz Naemj Seng Le?

Ngoenz naemj seng dwg aeu gij ngoenz dawzsaeg baez doeksat gonq ndangnaek an okdaeuj, aen ndwen dawzsaeg baez doeksat dem 9 (roxnaeuz gemj 3), gij ngoenz dem 7, liux cix ndaej aen ngoenz moq ndeu, aen ngoenz moq neix cix ngoenz naemj seng. Lumjnaeuz, aen ngoenz dawzsaeg baez doeksat boux mehmbwk gonq raekndang de dwg ngoenz 16 ndwen 3 bi 2016, baenzneix aen ngoenz naemj seng meh neix cix ngoenz 23 ndwen 12 bi 2016.

Ngoenz naemj seng dwg ngoenz lwgnding aiq doekfag, mboujgvaq ngoenz doekfag aiq caeux rox aiq gvaiz. Ciuq haeujmbonq daeuj gangj, mehmbwk ndangnaek ndaej 37 daengz 42 hophaw seng goj ndaej, 42 hophaw rox hamj gvaq 42 hophaw ne cix seng gvaiz, caengz doh 37 hophaw ne cix seng caeux.

Dawzsaeg baez doeksat: Ngoenz 16
ndwen 3 bi 2016

Ngoenz naemj seng: Ngoenz 23
ndwen 12 bi 2016

1

2.Geijlai Bi Aeu Lwg Liux Ndei?

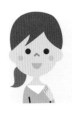

18 bi gangqgonq

Ndang mehmbwk caengz maj sug nauq, seizneix aeu lwg cix seng caeux ngaih rox seng lwg ndang mbaeu ngaih, hawj lwg daicaeux ngaih, nyaengz dem, vaih ndang meh ngaih dem.

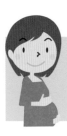

24 bi gangqgonq **28** bi

Vunzlai rox caez, seng lwg ne, 24 daengz 28 bi liux habhoz.

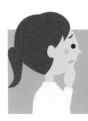

35 bi doeklaeng

Gij bopgyaeq mehmbwk bienq nyauq lai ngaih, hawj lwg ndaw dungx bienq yaez lai ngaih.

Mehmbwk geq lai rox numh lai aeu lwg, roxnaeuz ndangnaek lai baez, ndangnaek deih lai ne, cix aiq baenz gij saeh laj neix:

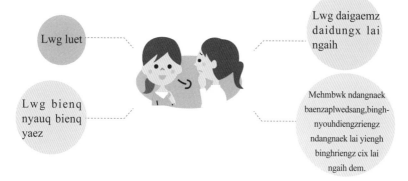

Lwg luet

Lwg daigaemz daidungx lai ngaih

Lwg bienq nyauq bienq yaez

Mehmbwk ndangnaek baenzaplwedsang,bingh-nyouhdiengzriengz ndangnaek lai yiengh binghriengz cix lai ngaih dem.

Mbangj gvanbaz moq, mbouj haengj re dungxlaux nauq, baz ndangnaek liux cix gvat aeu dwk aeu, liux cix vaih gep i rongzlwg, liux cix baenz maen rox baenz lwg luet dem. Gvanbaz genj ngoenz liux hobhoz aeu lwg, deng haeujcaw ndang caeuq caw lajndang ngamj rox mbouj ngamj seiqhenz, danghnaeuz seiqhenz ndei ne cix ngamj ndangnaek, ngamj aeu lwg.

Ciuq gohag bae genj geijlai bi seng lwg liux ndei, baenzneix cix ndaej hawj lwg gvai lwg rengz, mbouj luenh bienq nyauq bienq yaez.

3

3.Seng Lwgsai Rox Lwgsau Bouxlawz Gangj Suenq?

Gaiqgapnyumx bouxsai caeuq gaiqgapnyumx mehmbwk mbouj doxdoengz nauq, mehmbwk miz gaiq "XX", bouxsai miz gaiq "XY". Baenzneix, bouxsai caeuq mehmbwk doxaeu liux, gyaeqgwnrug de cix miz yiengh "XX" caeuq yiengh "XY" song yiengh neix.

Bopsenglwg ciuq gemjnoix bae baen dek liux

 Gij bopgyaeq sug mehmbwk de gag yiengh gaiqgapnyumx ndwi ① ·····> Cix gaiq "X" neix

 Gij rugraem bouxsai de cix bienq baenz yiengh ②

Ndaw gij rugraem "X" de gag miz diuz gaiqgapnyumx "X" ndwi

Ndaw gij rugraem "Y" de gag miz diuz gaiqgapnyumx "Y" ndwi

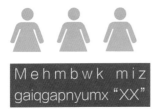

Mehmbwk miz gaiqgapnyumx "XX"

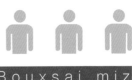

Bouxsai miz gaiqgapnyumx "XY"

Gij bopgyaeq mehmbwk
raek gaiqgapnyumx "X"

XX

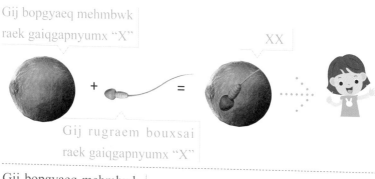

Gij rugraem bouxsai
raek gaiqgapnyumx "X"

Gij bopgyaeq mehmbwk
raek gaiqgapnyumx "X"

XY

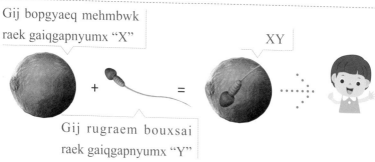

Gij rugraem bouxsai
raek gaiqgapnyumx "Y"

Gij gyaeqgwnrug "XY" de cix bienq baenz lwgsai

Baenzneix cix gangjnaeuz, seng lwgsai rox seng lwgsau mbouj dwg mehmbwk gangj doek, dwg bouxsai hawj rugraem "Y" rox rugraem "X" gangj suenq.

4.Gonq Ndangnaek Yaek Gaem Yaek Yw Bingh Maz?

Boux baenz bingh saek loh naemj aeu lwg ne, deng bae ranzyw caz ndang caeuq yw bingh gonq, hawj canghyw coengh gonq naih aeu. Gij bingh gonq ndangnaek yaek gaem yaek yw de coq youq baihlaj neix:

Baenz bingh sailwed caw

Aenvih ndangnaek caeuq seng lwg aiq baenz caw dwgrengz, baenzneix mehmbwk lawz baenz gij bingh neix ne, deng bae caz ndang seuqset caeuq guj rengz caw gonq naih aeu lwg.

Baenz bingh ndawfat

Gaxgonq mehmbwk baenz bingh ndawfat ne, lumjnaeuz baenz ai gawh, baenz nyouhdiengz ne, de ndangnaek liux aiq baenz bingh naek dem, baenzneix gaem hoz bingh gonq naih aeu lwg cix ngamj.

Baenz bingh daep

Mehmbwk ndang-naek liux daep cix lai dwgrengz gvaq gaxgonq, baenzneix bouxlawz baenz bingh daep ne, seng lwg cix aiq baenz daep dai rox daep gaz lai ngaih.

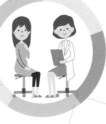

Bingh mehmbwk

Bouxlawz baenz binghlaeuz caeuq binghlwgreq ne, deng bae yw gonq, yw daengz goek liux naih aeu lwg, mboujne lwg aiq deng gyuek.

Baenz bingh diemcaw

Mehmbwk ndangnaek liux rongzlwg cix bienq hung gvaq gaxgonq, baenzneix cix ndaenj aen bwt ndaw dungx, diemcaw cix gaenj gvaq, cix mbaet caw lai ngaih. Baenzneix bouxlawz senq baenz bingh diemcaw ne, deng gaz bingh gonq naih aeu lwg, mboujne youheiq bingh naek dem.

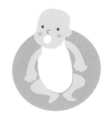

5.Mehnyingz Lwednoix Gaz Raekndang Le?

Mehnyingz raekndang liux danghnaeuz lwednoix ne cix gaz daeh haeuxbouj hawj lwg ndaw dungx, naek dem ne lwg aiq baenz nyaenq, baenz nyaet, nyaengz mbaetcaw, sengcaeux rox daidungx dem. Baenzneix cix hax mehnyingz daengxlai, gonq raekndang deng bae ranzyw caz lwed saek mbat seuqset gonq, gaej lujlaj lai. Danghnaeuz baenz lwednoix ne, cix caz vihmaz baenz hauhneix, liux cix ciuq goekrag bae yw bingh rox ciuq canghyw daengq gaemz bae aeu lwg.

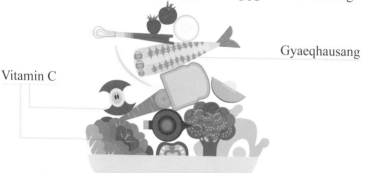

Gyaeqhausang

Vitamin C

Ciengzmbat gaej gwn lujlaj lai, gaej gwn sam gwn seiq, gaej diubak, hawj haeuxbouj youq ndaw ndang ndaej bingz ndaej yaenz.

Mehnyingz raekndang liux baenz lwednoixfaz lai ngaih, baenzneix deng yw ndei gonq naih aeu lwg. Boux lwednoix ne cix lai gwn bya、gungq gij doxgaiq miz gyaeqhausang neix, nohcing、daep doihduz gij doxgaiq bouj lwed ngaih neix ne, habsoq lai gwn dem caengq ndaej, nyaengz yaek lai gwn mak caeuq byaekheu dem, baenzneix miz vitamin C lai cix coengh ndaw ndang cup aeu faz lai ngaih. Meh miz ndang ndei ndang rengz, lwg youq ndaw dungx caengq youq ndei youq onj, caengq ndaej naihnaih caj daengz doekfag.

6.Mehnyingz Baenz Nohngog Rongzlwg Nyaengz Doxaeu U Lwg Ndaej Le?

Mehnyingz baenz nohngog rongzlwg ciengzmbat lai, daih'iek miz mehnyingz ndang sug 1/4 baenz nohngog neix, baenz caemh mbouj hoj daeuzheiq lai, caeuq bouxsai doxaeu ndaej.

Nohngog rongzlwg ngamq baenz ne mbouj roxnyinh saek loh nauq, deng caz ndang caengq ndaej rox baenz bingh.

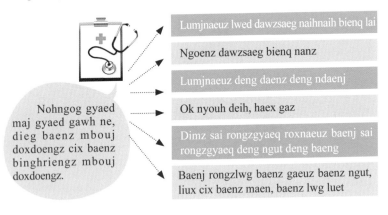

Nohngog gyaed maj gyaed gawh ne, dieg baenz mbouj doxdoengz cix baenz binghriengz mbouj maj doxdoengz.

Lumjnaeuz lwed dawzsaeg naihnaih bienq lai

Ngoenz dawzsaeg bienq nanz

Lumjnaeuz deng daenz deng ndaenj

Ok nyouh deih, haex gaz

Dimz sai rongzgyaeq roxnaeuz baenj sai rongzgyaeq deng ngut deng baeng

Baenj rongzlwg baenz gaeuz baenz ngut, liux cix baenz maen, baenz lwg luet

Yienznaeuz mehnyingz baenz nohngog rongzlwg liux gvanbaz doxninz mbouj naih, daeuhvah naemj aeu lwg baenz rengzgyaj ne, deng yawj bingh naek rox mbaeu, deng yawj dieg baenz bingh youq gizlawz. Baenzneix, dou hax mehnyingz daengxlai bouxlawz naemj aeu lwg ne, deng bae caz ndang ciengzmbat gonq, danghnaeuz roxndeq nohngog gaz raekndang rox dwk lwg luet roengz ne, baenzneix cix deng yw riuz di, mboujne youheiq daengzlaeng dwgrengz lai.

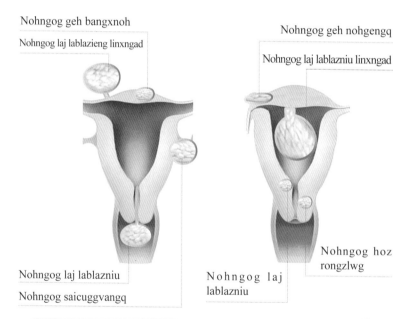

Nohngog geh bangxnoh

Nohngog laj lablazieng linxngad

Nohngog geh nohgengq

Nohngog laj lablazniu linxngad

Nohngog laj lablazniu

Nohngog saicuggvangq

Nohngog laj lablazniu

Nohngog hoz rongzlwg

Danghnaeuz mehnyingz baenz nohngog rongzlwg ne, dinghseiz bae caz ndang, danghnaeuz roxnyinh baenz naek ne cix bae yw, baenzneix cix mbouj youheiq aeu lwg mbouj ndaej lw.

9

7.Mehnyingz Baenz Nohngog Rongzgyaeq Raekndang Ndaej Le?

Baenz nohngog rongzgyaeq mbouj gag baenz yakmbw ndwi

Nohngog unqnduj ciengzmbat baenz numq lai, ngamq ngad okdaeuj ne, mehnyingz mbouj roxnyinh miz maz mbouj soeng, deng bae caz ndang roxnaeuz aeu rongh B daeuj caz liux caengq rox baenz bingh neix.

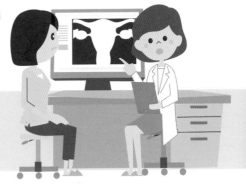

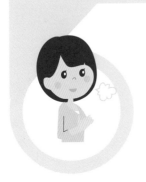

Caz baenz nohngog rongzgyaeq

Heh rox mbouj heh gij nohngog rongzgyaeq, deng yawj nohngog gawh rox iq, baenz naek rox baenz mbaeu, gaz rox mbouj gaz aeu lwg daeuj daengj guh.

Baenzneix, roxnyinh lajndang baenz nohngog liux cix gyo canghyw coengh caz ndaek de baenz unq rox baenz yak, cam canghyw baenz gawh rox baenz iq gaz raekndang le, deng bae heh le?

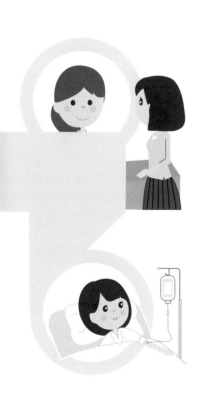

Dinghseiz demqcaz

Danghnaeuz roxnyinh gij nohngog rongzgyaeq baenz unq baenz iq dahraix, baenzneix cix guh dinghseiz demqcaz. Mwh demqcaz, gvanbaz guh hawj ndangnaek goj ndaej, daeuhvah ndangnaek liux coj deng bae caz ndang saek mbat, demqcaz nohngog maj baenz yienghlawz, re ndaek de lah binghriengz okdaeuj.

Gvej bae riuz di

Danghnaeuz gvej ndaek nohngog bae liux, yietnaiq liux caemh caz saek mbat, yawj baenz yak rox unq. Caj ndaek unq de gvej seuq liux, ndang ndei doxdauq liux, baenzneix cix aeu lwg ndaej.

11

8.Baenz Ai Ndei Doxdauq Gvaq, Ndangnaek Liux Nyaengz Baenz Ai Baez Moq Dem Le?

Baenz ai, caemh heuhguh baenz ai gawh. Langhnaeuz ai gawh caengz bienq iq, baenzneix aeu lwg cix mbouj ndei geijlai. Aenvih ndangnaek liux ndaw ndang fatvaq bienq lai, aiq baenz geij yiengh saeh baihlaj neix:

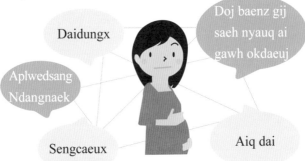

Daidungx

Doj baenz gij saeh nyauq ai gawh okdaeuj

Aplwedsang Ndangnaek

Sengcaeux

Aiq dai

Mwh gwn yw, gij yw aiq gaz domqai lwg dungx maj baenz, hawj gvanbaz seng duz lwg baenz bingh dienj (i-oet) noix (cungj bingh neix caemh heuhguh bingh Cretin, bingh goengrengz domqai doeknaiq riengzmbwn, bingh nguenghnyaet dem) okdaeuj.

Langhnaeuz yw bingh ai gawh ndei gvaq, demqcaz goengrengz domqai ndei doxdauq gvaq, canghyw caemh hax naeuz mbouj hoj gwn yw dem ne, baenzneix aeu lwg cix mbouj naih lw. Daeuhvah gonq ndangnaek coj deng bae ranzyw ra canghngvanh coengh gej coengh caz saek mbat, ndangnaek le caemh deng daengjcaw caz saek mbat, baenzneix gaz ai gawh baenz baez moq dem.

> Langhnaeuz yawjnaek ai gawh, coj miz ngoenz myaeg ngoenz leih aeu duz lwg gvai lwg rengz okdaeuj ndaej.

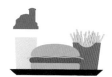

Vunz gyaez gwn sam gwn seiq, gwn luj gwn laj, nyaengz mbouj gyaez ning roux saek baez, baenzneix cix biz lai, vunz gwn sam gwn seiq liux, ndaw ndang rom rengzndat lai, siu rengzndat noix, baenzneix cix biz, cungj biz neix heuhguh biz noh ndwi. Nyaengz miz cungj biz dem, heuh-guh biz lah. Cungj biz neix dwg saenzging, ndawfat luenh lai cix baenz, biz liux cix lah bingh lai yiengh okdaeuj dem. Ndaw gij bingh biz lah neix, miz cungj heuhguh bingh rengz naiq domqsingq, baenz cungj bingh neix liux mbouj gag ndang biz ndwi, nyaengz aeu lwg hoj lai dem.

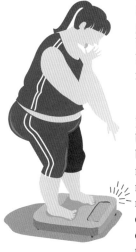

Mehmbwk caeuq lwgsau maj baenz va de langhnaeuz biz lai ne, ciengzmbat baenz cungj bingh cunghab rongzgyaeq nohbongz, aiq baenz dawzsaeg nyungq, bwn lai, dawzsaeg mbouj gyaeq roxnaeuz dawzsaeg mbouj daeuj, naek dem ne nyaengz baenz rongzgyaeq rengz naiq caeux caeuq baenz maen dem, hauhneix cix deng bae yawj canghyw lwbw. Rox gij dauhleix neix, raeuz cix roxndeq vihmaz mehbiz aeu lwg hoj lai lo.

Danghnaeuz baenz bingh rengz naiq domqsingq ndaw biz lah de ne, aiq gaz aeu lwg.

13

10.Boux Baenz Bingh Caw Riengzfax De Yaek Haeujcaw Gijmaz Naih Aeu Lwg?

Bingh caw riengzfax dwg cungj bingh damdoq lai goekgap ndeu, daih'iek miz 90% dwg goekaen damdoq caeuq goekaen seiqhenz doxnem liux caux baenz.

90%

Riengzlaeng dinfwngz yw binghrog caw mbefat gaenj lai, gij vunz baenz bingh caw riengzfax bae ywheh liux cix ndaej mizndang ngoenz lai ngoenz gonq. Haujlai vunz roxnyinh, boux baenz bingh caw de guh ywheh liux caeuq boux ndang rengz ciengzmbat de cix doxdoengz caez, mbouj lau seng lwg deng nanh nauq, hauhneix cix lujlaj lwbw. Baenz bingh caw gaz mbouj gaz doxaeu caeuq seng lwg, deng bae ranzyw cienmonz demqcaz aen caw saek baez, caz gij goekaen bingh, goekleix bingh caeuq mbaek rengz lawhbouj duh caw okdaeuj gonq naih aeu lwg.

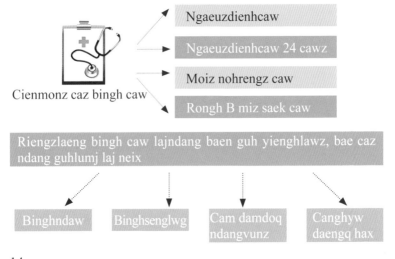

Cienmonz caz bingh caw

- Ngaeuzdienhcaw
- Ngaeuzdienhcaw 24 cawz
- Moiz nohrengz caw
- Rongh B miz saek caw

Riengzlaeng bingh caw lajndang baen guh yienghlawz, bae caz ndang guhlumj laj neix

- Binghhndaw
- Binghsenglwg
- Cam damdoq ndangvunz
- Canghyw daengq hax

14

Mwh rengz caw baenz mbaek I ~ II

Canghyw coengh demq liux cix aeu lwg ndaej. Langhnaeuz mizndang le, cix haeujcaw gaej deng naeuhmwt mbw, dinghseiz bae ranzyw caz binghcaw caeuq binghsenglwg, mizndang ndaej 32 daengz 34 hophaw, ngoenz ngamq seng caeuq ngoenz seng liux 3 ngoenz neix caw guh hong dwgrengz loq dwgrengz, hauhneix deng lai re di dem, gaej lujlaj hawj baenz caw naiq dem.

Mwh rengz caw baenz mbaek III doxhwnj

Baenzneix aeu lwg cix mbouj ngamj lo, mboujne lai haih ndang baenz nanh.

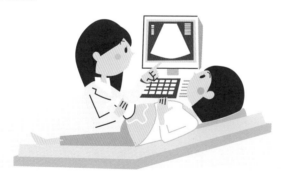

Mehmbwk mizndang coj deng bae caz ndang, coj deng riengz canghyw hax bae guh.

11.Bouxndangnaek Baenz Bingh Aiswh, Bingh Yiemzdaep Yiengh Iet Rox Bingh Moizdoeg Yaek Guhlawz Guh?

Bingh aiswh, bingh moizdoeg caeuq bingh yiemzdaep yiengh iet gij bingh neix bingh lah caez, mehmbwk mizndang baenz gij bingh neix ne, aiq lah coq lwg ndaw dungx ndanggaeuq. Baenzneix, meh danghnaeuz baenz bingh neix boihseiz ne, cix bae yawj canghyw, canghyw daengq maz cix guh maz, ciuq fap gohag bae gaz bingh lah lwg.

Baenz bingh aiswh

Mehmbwk baenz singqyiengz HIV rox baenz bingh aiswh cix gaej luenh aeu lwg, langhnaeuz lujlaj hawj ndangnaek ne, muengh dwk roengzbae.

Langhnaeuz dwk mbouj ndaej nauq, hauhneix cix riengzlaeng canghyw daengq bae gaz bingh lah ndang meh gyuek lwg.

Daihnduj, mehmbwk ndangnaek deng gwn yw gaz naeuhmwt.

Daihsam, aeu mwnhcij daeuj bwnq lwg ciengx lwg.

Doekrieng, gaej hawj lwg gwn cij meh, gaej hawj lwg dingz gwn cij meh, dingz gwn mwnhcij, guh baenzneix okrengz re bingh meh gyuek lwg.

Daihngeih, lwg doekfag liux, cix hawj lwg gwn yw gaz naeuhmwt caeuxcaeux.

Mehmbwk ngamq mizndang cix roxndeq ndanggaeuq baenz bingh moizdoeg ne

Mwh ngamq mizndang caeuq mwh mizndang daengz byai dangq yw song baez gaz moizdoeg.

Mehmbwk mizndang daengz gyang rox daengz byai roxndeq ndanggaeuq baenz bingh moizdoeg ne

Deng myangz yw song baez gaz moizdoeg, baez nduj caeuq baez ngeih gek 4 hophaw doxhwnj (liux noix gek 2 hophaw), baez ngeih deng mizndang daengz byai naih yw.

Mehmbwk yaek seng lwg okdaeuj cix roxndeq ndanggaeuq baenz bingh moizdoeg ne

Deng myangz yw hawj.

Mehmbwk baenz singqyiengz gangqyienz najok yiemzdaep yiengh iet ne

Mboujvah baemz samyiengz hung rox samyiengz iq, coj deng haeujcaw demqcaz rengz daep dahraix. Langhnaeuz mehmbwk mizndang baenz samyiengz hung ne cix caz soqdingh naeujmwt yiemzdaep yiengh iet, langhnaeuz deng yw ne cix yw gaz naeuhmwt, daeuhvah mbouj ngah daengq naeuz mizndang liux hen meh hen lwg baenzneix yw bingh.

Lwgnding ngamq doekfag ndaej 24 cawz doekndaw

Dwk cim gyaeqhau giuzgazbingh yiemzdaep yiengh iet (100 aen danvih guekcaeq) hawj lwg, caemh dwk cimgazbingh yiemzdaep yiengh iet hawj dem, liux caj lwg hop ndwen rox ndaej 6 ndwen liux naih dwk baez cimgazbingh yiemzdaep yiengh iet dem.

17

12.Vihmaz Gonq Ndangnaek (Gonq Seng Lwg) Deng Caz Ndang?

Mehmbwk mizndang liux bae caz ndang, baenzneix baenz ndei lumj lajneix:

1 Caz bingh nyauq okdaeuj caeuxcaeux

Caz ndang hawj rox ndangnaek baenz ndei rox baenz bingh, caeuxseiz caz gij bingh nyauq riengzlaeng ndangnaek de okdaeuj, caemh yw dem, hawj meh caeuq lwg youq ndei.

2 Roxndeq ndang meh rengzgyaj mbouj

Caz ndang liux roxndeq mehmbwk ndangnaek de baenz binghcaw, binghdaep, binghmakiu, binghlwed, mbatmbaj huqgyang, binghnyouhdiengz, ai gawh lai yiengh bingh riengzlaeng neix ne, cix myangz demq myangz gat ndangnaek, hawj mehmbwk mizndang de ndaej youq onj.

3 Roxndeq lwg ndaw dungx maj baenz yienghlawz

Ndaej caz lwg ndaw dungx maj mbouj myaeg, ninz mbouj cingq okdaeuj riengzcawz, ndaej coih caeuq yw riengzcawz.

4 Vit bingh damdoq mbouj aeu

Langhnaeuz ndaw ranz mehmbwk miz vunz baenz gvaq bingh damdoq ne, mehmbwk mizndang liux, daeuhvah caengz seng lwg, hauhneix cix bae caz ndang saek mbat, liux cix cawnet aeu rox mbouj aeu lwg baez neix.

5 Son mehmbwk mizndang dawz ndang caeuq bouj ndang

Son mehmbwk mizndang de hag gak mbaek ndangnaek caeuq seng lwg, baenzneix hawj mehmbwk mbouj youheiq lai, son mehmbwk youq ranz gag dawz ndang ndei.

Caz ndang gonq seng lwg dwg gaiq sienq mehmbwk caeuq lwg dungx mbouj ndaej noix ndeu, naemj aeu lwg rengz meh ndei nen, mehmbwk ndangnaek coj deng riengzlaeng canghyw daengq hax bae dinghseiz caz ndang.

13.Geijlai Nanz Caz Ndangnaek Saek Baez?

Roxndeq lajrei ndangnaek le cix bae ranzyw yawj canghyw coengh seng riengzcawz, hawj canghyw cam meh seizlawz gat ndangsaeg, nyaengz cam boh meh baenz gvaq bingh nemnangq ndangnaek rox bingh damdomq mbouj dem, liux cix rau naekndang caeuq dag sanglwed, caz ndang mehmbwk, caz hung iq rongzlwg doh mbouj doh ngoenz ndangnaek, baenzneix ngeixguj ndangnaek dwglau mbouj dwglau.

Ndaw 10 hophaw

Daengj raiz cek naengsaw meh seng lwg, caemh caz ndang vaq niemh dem, baenzneix caz ndang rengz baenz yienghlawz

10 daengz 27 hophaw

Dinghseiz caz baez dem, 4 hophaw caz saek baez

28 daengz 36 hophaw

Song hophaw caz saek baez

36 hophaw doeklaeng

Hophaw liux noix caz saek baez, caz daengz ngoenz doekfag

| 10 hophaw | 20 hophaw | 30 hophaw | 40 hophaw |

Langhnaeuz miz goekrag haih ndang ne, deng lai caz geij baez dem, ndangnaek ok gyaeuj daengz byai ciengzmbat caz 10 daengz 12 baez.

14.Caz Ndangnaek Yaek Caz Gijmaz?

Baez caz ndang moq canghyw coj cam mehmbwk baezgonq caz liux ndang baenz yienghlawz, coj caz baenz gawh, baenz lwednoix mbouj, nyaengz caengh naekndang、dag sanglwed、sang rongzlwg、rau gvangqdungx, caz lwg ninz dungx, caz diemcaw lwg dungx dem, langhnaeuz deng guh lai naek dem ne, nyaengz aeu rongh B daeuj caz lwg dungx, caz nyouh caeuq lwed dem. Gak mboengq mwh mizndang yaek guh maz, yawj mbaw doz baihlaj neix cix rox lw:

| 10 hophaw | 20 hopl |

Mwh ngamq mizndang

Aeu rongh B daeuj ciuq, cawnet lwg ninz youq ndaw rongzlwg, caemh caz ndangnaek baenz geijlai nanz gvaq. Gonq mizndang ndaej 10 hophaw, daengj raiz cek naengsaw caemh caz daengx ndang dem. Mizndang ndaej 11 hophaw daengz 13 hophaw dem roek ngoenz, caz caengz cinghseuq gwnz hoz lwg dungx miz geijlai na (NT).

16 daengz 20 hophaw

Caz baenz bingh cunghab ranz Dangz mbouj, langhnaeuz mehmbwk baezgonq luenh gvej lwg lai, baenz bingh damdoq goek ranz, hamj gvaq 35 bi, seng gvaq lwg baenz bingh damdoq, baezneix lwg ndaw dungx maj nyaet dem ne, baenzneix cix deng bae yawj canghyw coengh seng ndei coengh caz bingh damdoq.

Gij saehyiengh yaek daengj raiz cek naengsaw caeuq caz daengx ndang gonq mwh mizndang haenx miz: caz ciengzmbat lwed、yienghlwed、ciengzmbat nyouh、rengzdaep、rengzmakiu、lauzlwed、diengzlwed dungxbyouq、rengzai、seiq yiengh binghlah、rengzlwedrongj、ngaeuzdienhcaw、ciengzmbat haexced、lwednoix Deihcunghaij (apdienh gyaeqhau ndinglwed) lai yiengh doxgaiq neix, baenz singqyiengz gangqyienz najok yiemzdaep yiengh iet ne deng ciuq rongh B.

20

22 daengz 24 hophaw

Ciuq rongh B mizsaek haehdoengj mbaek III lwg dungx(sam mbiengj rox seiq mbiengj).

24 daengz 28 hophaw

Caz baenz binghnyouhdiengz mbouj, sawqniemh soqhanh diengzmakit, caz ciengzmbat lwed caeuq ciengzmbat nyouh baez moq dem.

Aeu rongh B daeuj caz moq, aeu dienhceij daeuj caz diemjcaw lwg rongz baez moq dem, sam ngoenz caz baez.

30 hophaw

40 hophaw

41 hophaw

Haeuj ranzyw youq guh gyaep seng

31 daengz 32 hophaw

Ciuq rongh B (mbaek II) baez moq dem, demq lwg ndaw dungx maj baenz yienghlawz, yawj lwg ndaw dungx maj veuq baenz gvaiz mbouj; caz ciengzmbat lwed, ciengzmbat nyouh, rengzdaep, rengzmakiu caeuq gapbouj noixit baez moq dem.

26 daengz 28 hophaw

Caz baenz bingh aplwedsang mwh mizndang mbouj, caz lwed lae saejndw dem, daengzlaeng nyaengz dinghseiz cazyawj dem.

39 daengz 40 hophaw

Caz rongh B, lwed saejndw, dienhceij demq diemjcaw lwg rongz baez moq dem, ngeixnaemj lwg naek geijlai caeuq guhlawz seng okdaeuj. Langhnaeuz lwg youq ndaw rongz iet gumq gonq rox ninz vang, langhnaeuz meh baenz rongzlwg mbangq, binghnyouhdiengz mwh ndangnaek ne, hauhneix meh cix deng haeuj ranzyw youq gonq, naihnaih caj seng lwg.

34 daengz 37 hophaw

Aeu dienhceij daeuj demq caw lwg ndaw dungx. Boux baenz bingh rug coq naj rongzlwg mbangqbeuj doxgap, bingh rug coq naj yiengh daengxcaez, bingh aplwedsang mwh mizndang ne, yawj bingh naek rox mbaeu, mwh 35 daengz 37 hophaw, deng haeuj ranzyw bae youq.

15.Vihmaz Caz Ndangnaek Deng Dag Aplwed?

Mehmbwk bae caz ndangnaek baezbaez coj deng dag aplwed, mehmbwk nyaengz okrengz hax canghyw gangqgonq lwed sang lwed daemq gonq mizndang rox mwh gyang mwhndang baenz yienghlawz dem.

Ndangnaek ndaej roek caet ndwen doeklaeng

Daih'iek miz 10% mehmbwk ndangnaek de baenz lwed sang rox baenz gawh、 ok nyouhgyaeqhau, gij bingh neix gij bingh riengzlaeng ciengzmbat mwh ndangnaek caez——gij bingh aplwedsang mwh ndangnaek, gij bingh neix yaek haih ndang meh caeuq ndang lwg, caz okdaeuj baenz caeux ne, cix yw riengzcawz, baenzneix gaz bingh cix lai ngaih.

Langhnaeuz mizndang ndaej 6 ndwen le, lwed sang baenz 140/90 mm sai raemxngaenz doxhwnj ne, mehmbwk deng lai haeujcaw lwbw, deng bae yw riengzcawz. Mehmbwk geq、 biz、 dungx miz lwgva、 lwednoix、 aplwed yienghnumq, baenzneix cix baenz cungj bingh neix lai ngaih. Seizneix, caengz roxseuq vihmaz baenz cungj bingh neix, goekleix bingh gaijbienq lai baez dwg sailwedning daengx ndang hwnjgeuq yoek baenz, hauhneix cungj bingh neix dwg cungj bingh ndaej haih huqgyang ndaw dungx daengx ndang ndeu, caemh ndaej haih lwed lae ndaw rug lwg, gaz lwed lae hawj lwg, hawj lwg maj nyaet maj yaez, baenz naek dem ne, lwg nyaengz dai dungx dai gaemz dem; aenvih bingh baenz naek dem, mehmbwk ne cix baenz huqgyang rengz naiq, hwnjgeuq lau rumz rox huqgyang dai naiq dem, baenzneix mehmbwk cix dai.

Caz ndangnaek deng dag aplwed danaek raixcaix.

22

16.Mwh Ngamq Mizndang Vihmaz Yaek Caz Conghced? Mwh Ngamq Mizndang Caz Conghced Lau Lwg Luet Le?

Riengzlaeng caz conghced, raeuz cix rox gij saeh baihlaj neix:

1 Ced, conghced, hozconghced miz mbangq miz beuj mbouj, baenz veuq baenz vauq mbouj.

2 Ced, conghced maej mbouj, hozconghced naeuh mbouj, ndaw haexced miz nengzcaek, raetcaen caeuq raetnengz mbouj lai yiengh dem.

3 Rongzlwg hung iq caeuq hophaw mizndang doxngamj mbouj, ndaw conghced miz nohngog rox baenz veuq mbouj, guhlumj baenz gouh rongzlwg, rongzlwg song gaeu yienghneix.

4 Baih riengznem baenz nohngog rongzgyaeq rox baenz naeuh mbouj.

Caz ndang liux langhnaeuz roxndeq baenz nyauq ne cix deng yw riengzcawz. Lumjnaeuz baenz nohngog rongzgyaeq, mwh mizndang daengz gyang, langhnaeuz lau naek ne, hauhneix cix gvej bae, baenzneix gaz gij bingh baenq bingh dek okdaeuj riengzlaeng, langhnaeuz mbouj gvej ne aiq gij noh gawh de hah dungx caenx dungx, hawj lwg maj dwgrengz lai; conghced gyuek coj deng yw riengzcawz, yw liux cix ndaej re lwg luet, seng caeux; henraeh, henvang conghced ndaej caj daengz lwg doekfag liux naih heh rox sohsoh heh rongzlwg aeu. Guh yienghneix coj dwg guh hawj mehmbwk seng lwg youq onj caeuq lwgnding doekfag youq ndei. Caz conghced deng mwhcaeux mizndang cix caz, aenvih seizneix rongzlwg mbouj hung geijlai, lumh huqseng gumzbat guh caez loq ngaih, mbouj luenh lumz rub, caemh bouj caz riengzcawz lai ngaih dem.

Mbangj mehmbwk ndangnaek de mbouj ngah caz conghced, youheiq caz liux daeuq lwg ndaw dungx luet roengzbae. Mboujgvaq 60% lwg luet mwhcaeux dwg lwgngad youx ndaw dungx maj veuq caux baenz, mbangj dwg ndawfat luenh, rongzlwg veuq, rongzlwg naeuh, rongzlwg sieng lai yiengh saeh neix caux baenz. Mwhcaeux mizndang bae caz conghced mbouj luenh nyex lwg luet roengzdaeuj nauq.

23

17.Vihmaz Deng Dag Rongzlwg Sang Geijlai, Rau Dungx Gvangq Geijlai?

Ndangnaek ngoenz lai gvaq ngoenz, nanz le, rongzlwg mehmbwk cix sang gvaq gaxgonq, dungx cix gvangq gvaq doenghbaez, ciuq gij rengz bienq sang bienq gvangq, raeuz cix ngeix daengz lwg youq ndaw dungx maj baenzlawz. Ndangnaek ndaej 16 daengz 36 hophaw ne, rongzlwg moix hophaw bingzyaenz demsang 0.8 daengz 0.9 cm, gvaq 36 hophaw liux moix hophaw cix dem 0.4 daengz 0.5 cm. Aen dungx ne deng yawj meh biz rox meh byom, meh

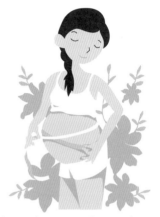

mbouj doengz meh, yaek yawj lwg maj baenzlawz, yawj rongzlwg sang geijlai lai baenz gvaq yawj dungx gvangq geijlai.

Lwg youq ndaw dungx baenz gaz maj, bienq veuq bienq vauq, raemxumj noix, ninz vang, rongzlwg veuq, daigaemz lai yiengh saeh nyauq neix ne, rongzlwg meh ndangnaek cix daemq gvaq soq bingzciengz roxnaeuz dem numq, baenznaek ne nyaengz daengx roengzdaeuj mbouj maj nauq. Lwg youq ndaw dungx baenz lai lwg, raemxumj lai gvaq, lwg maengh lai, lwg veuq lwg vauq, gumq ok gonq lai yiengh saeh dwgrengz neix ne, rongzlwg mehmbwk cix sang gvaq soq bingzciengz roxnaeuz dem sang riuz lai. Baenzneix, riengzlaeng dag rongzlwg sang geijlai, rau dungx gvangq geijlai, raeuz cix ndaej gag ngeix daengz mbangj saeh nyauq nem lwg, yw gaenj di.

Dag rongzlwg sang geijlai, rau dungx gvangq geijlai ndaej guh ndei hawj meh caeuq lwg.

18.Mwh Ndangnaek Aeu Rongh B Daeuj Demq Miz Yungh Gijmaz?

Rongh B Gaz Lwg Ndaw Dungx Maj Laux Le?

Aeu rongh B ma caz ndang lai ngaih, lai baenz nehcaw, doiq ndang meh ndang lwg mbouj baenz nanh nauq, caz lai baez goj mbouj naih, seizneix ndaej baenz yiengh fap demq caeuq fap yw yw bingh mehmbwk caeuq seng lwg mbouj ndaej noix ndeu gvaq. Mwh ndangnaek aeu rongh B ma caz ndang miz geij yiengh saeh baihlaj neix:

① Ndaej nehcaw lwg ninz youq ndaw rongzlwg rox ninz youq giz wnq, lwg ndaw dungx diemcaw rengz rox naiq, baenz lwg makit rox mbouj baenz lai yiengh.

② Ndaej nehcaw ndaw dungx lwgdog rox lwgva, langhnaeuz lwgva ne, cix ndaej nehcaw baenz lwgva laeblaz bwnbeu rox lwgva laeblaz bwnsong, caemh ndaej nehcaw lwg maj baenz rox veuq dem.

③ Riengzlaeng demq lwed roeg lwg lae, lwed sairengz lae baenz yienghlawz caeuq bingzfaen leixhuq doenghmingh lwg ndaw dungx cix ndaej ngeixnaemj lwg youq ndaw dungx maenh rox rungq.

④ Ndaej nehcaw roeg lwg youq gizlawz, baenz roeg iet naj caeuq luet caeux rox mbouj.

⑤ Ndaej caz raemxumj doh rox mbouj doh, bienq baenz yiengh lawz.

⑥ Ndaej cim saejndw heux hoz lwg rox mbouj, saejndw raegremx luet roengzdaeuj rox mbouj lai yiengh saeh nyauq neix.

⑦ Ndaej demq mehmbwk seng lwg liux rongzlwg dauqndei baenz yienghlawz, ndaej nehcaw ndaw dungx lw nyaqroeg mbouj.

Aeu rongh B ma caz ndang gaz mbouj gaz lwg, mehmbwk ndiep cam gaiq saeh neix lai. Canghyw yw bingh mehmbwk caeuq seng lwg de aeu gaiq rongh B neix daeuj caz ndang ceng mbouj lai 40 bi gvaq, daengz baenjneix caengz raen baenz maz nyauq nauq. Daeuhvah raeuz deng daengq naeuz gij goengrengz ciusing caz ndang hawj mwh seng gonq de coj miz gvidingh hangzhong, ciuq aen gvidingh neix aeu rongh B bae caz ndang hawj ndangnaek ne coj baenz ndei, seizneix goj dwg aen fap caz ndang ndwi mbangq, daeuhvah mwhcaeux ndangnaek aeu rongh B bae caz ndang ne ceiqndei gaej aeu ronghsaek bae guh, caemh gaej caz nanz lai dem.

Mehmbwk ndangnaek aeu rongh B cingqciengz daeuj caz ndang coj maenhnet.

25

19.Aeu Dienhceij Daeuj Demq Lwg Ndaw Dungx Diemcaw Dwg Naeuz Gijmaz?

Aeu dienhceij daeuj demq lwg ndaw dungx diemcaw dwg yiengh fap demq caek dienhceij demq lwg ndaw dungx diemcaw aeu Leixgoek Dohbujlwz (Doppler) daeuj damdoq demq rengzcaw, rongzlwg yup caeuq roeg lwg ning duh lwg ndaw dungx, liux raiz gij soq demq hwnj sa bae haenx. Yiengh fap neix guh ngaih lai, mbouj baenz sieng nauq, mehmbwk gyaez aeu, baenzneix baenjneix cix yungh hawj demq ndang mehmbwk mwh gonq seng caeuq mwh seng youq lailai.

Mwh demq youq, mehmbwk ninz enj ai, coq ngeq giengqdemq diemcaw caeuq rongzyup youq bangxdungx mehmbwk, moix baez demq 20 faencung.

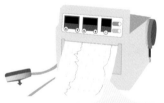

Aeu dienhceij daeuj demq lwg ndaw dungx diemcaw rengz baenz yienghlawz deng saenzging gyaugamj caeuq saenzging gyaugamj fouq duh lwg gaemdawz.

Riengzlaeng hauqmai

Gij sai ngutngeuj doz demq nienraiz lwg ndaw dungx diemcaw lwgfwngh bienq haenx.

Ndangnaek maenhnet ndaej 37 hophaw liux cix moix hophaw aeu dienhceij daeuj caz baez ndang, langhnaeuz baenz binghgaprom roxnaeuz binghriengzlaeng ne, ndangnaek ndaej 28 daengz 30 hophaw liux cix okgoek aeu dienhceij daeuj caz ndang.

Rengz diemcaw, lwg roeg ning caeuq rongz yup ndaej gag oknaj youq ndaw giengqngaeuz caeuq gwnz sa, daeuhvah rongz yup haenq lai, lwg roeg ning deih lai caeuq mehmbwk biz lai ne, doz ngaeuz cix deng nyaux, caz ndang cix heiq loeng, langhnaeuz coj deng guh ne cix caz lai nanz di dem.

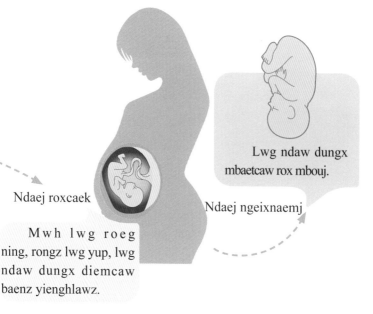

Lwg ndaw dungx mbaetcaw rox mbouj.

Ndaej roxcaek

Ndaej ngeixnaemj

Mwh lwg roeg ning, rongz lwg yup, lwg ndaw dungx diemcaw baenz yienghlawz.

27

20.Cazruenh Mwh Gonq Seng Baenz Yienghlawz? Vihmaz Deng Cazruenh?

5.6%

Gij soq bi 2012 gangjnaeuz, lwd lwgnding doekfag baenz veuq dwg 5.6% (dwg naeuz aen beijlaeh lwg veuq doekfag ciemq daengxliux lwgnding), gaiq neix gangjnaeuz aen cungdaeuz cix miz sam duz lwgnding veuq doekfag.

Mwh gonq seng guh cazruenh dwg cungj fap re dingzlai lwg veuq ndaej doekfag haenx, cungj fap neix dwg riengzlaeng vaqniemh gij soqmai daegbied ndaw lwed mehmbwk ndangnaek de, cazruenh mbangj vunz baenz bingh veuq riengzfax baenz nanh ngaih haenx okdaeuj. Seizneix caz binghmoulwg riengzfax (binghcunghab sam daej-21), lotsaenzging veuq caeuq binghcunghab sam daej-18 doengh gij bingh baenz nanh haenq lai haenx ceiq lai, guh cazruenh mwh gonq seng le cix ndaej caz mehmbwk lawz aiq baenz nanh raek lwg binghmoulwg, bingh lotsaenzging veuq caeuq binghcunghab sam daej-18.

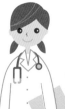

Gag cup mehmbwk ndangnaek aeu song ml lwed saicaem cix baenz gvaq.

Mbouj gaz lwg ndaw dungx saek iq nauq.

Mwh liux ndei guh cazruenh dwg ndangnaek ndaej 15 daengz 21 hophaw.

Langhnaeuz cazruenh okdaeuj gangjnaeuz baenz nanh laux ne, cix deng guh baez caz ndang mwh gonq seng dem, baenzneix nehcaw baenz yienghlawz guh caen. Baez nehcaw ndaw ndang mehmbwk miz lwg binghmoulwg ne, canghyw cix yaek daengq mehmbwk gat ndangnaek riengzcawz, baenzneix guh cix mbouj luenh seng lwg veuq okdaeuj baenz lai, cix ndaej miengz raeuz miz lailai lwgnding ndang rengz uk gvai.

21.Mwh Gonq Seng Ndang Baenz Yienghlawz Deng Caz Ndang?

Baenz saek loh saeh nyauq baihlaj neix coj deng caz ndang:

Mehmbwk yaek seng deng naeuz aiq baenz nanh

Mehmbwk hamj gvaq 35 bi ndangnaek

Mehmbwk seng gvaq lwg baenz bingh goeknyumx

Gvan roxnaeuz baz dwg boux ndang dawz goeknyumx veuq haenx

Mehmbwk gangqgonq luenh raekndang lai roxnaeuz haeujgyawj gvaq goekbingh daegbied

Gvan rox baz baenz boux binghdamdoq roxnaeuz mehmbwk seng gvaq lwg baenz saek monz binghdamdoq

Gvan rox baz baenz boux raek faengoek saek monz binghdamdoq

Mehmbwk raemxumj noix

Gij saeh hongyw ngeixnaeuz deng caz ndang mwh gonq seng haenx

Langhnaeuz mehmbwk baenz saek loh saeh nyauq baihgwnz de ne, baenzneix seng lwg baenz binghdamdoq rox binghriengzfax cix aiq bienq ngaih lai, hauhneix mehmbwk deng riengzlaeng canghyw bae guh, bae caz ndang mwh gonq seng.

Gij fap caz ndang mwh seng gonq:

1 Aen fap miz mbangq caz ndang mwh gonq seng

Riengzlaeng aeu fapyw caz ndang yiengh'oet bae caz ndang, lumjnaeuz aeu fap oet cim haeuj bwnnyungz bangxdungx guh caz lix(yup bwnnyungz), fap oet cim haeuj gyang rongz raemxumj (yup raemxumj), fap oet cim haeuj saicaem saejndw (yup lwed saejndw) lai yiengh fap daeuj guh.

2 Aen fap ndwi mbangq caz ndang mwh gonq seng

Aeu gij lwed rog ngveiz daeuj caz mbangj goeknyumx lwg ndaw dungx roxnaeuz aeu ngaeuzingj hongyw daeuj caz lwg ndaw dungx.

29

22.Lwednoix Haijdeihcung Dwg Baenz Gijmaz?

Lajmbwn raeuz bibi aiq miz saek cib fanh duz lwgnding baenz bingh naek lwednoix Haijdeihcung doekfag, cungj bingh neix baenz naek youq gij miengz henz Haijdeihcung caeuq gij guek Cungdoeng caeuq Cou A Doengnamz, caemh baenz naek youq gak sengj (dieggaggaem) baihnamz Dahraez, daegbied dwg Sengj Guengjdoeng、Gvangjsih Bouxcuengh Swcigih、Sengj Haijnamz dem.

Aenvih youq ndaw ndang vunz, gij faengoek gyaeqhakcaw baenz veuq fatbaenz gij lienh gyaeqhakcaw cauxguh gyaeqhakndinglwed haenx bienq noix rox goem lai, gyaeqhakndinglwed fatbaenz deng gaz, baenzneix cix yinxbaenz lwednoix yiengh lwedcieg, baenz naek ne nyaengz baenz ged baenz nyaet dem, cungj bingh nyauq neix cix heuhguh lwednoix Haijdeihcung. Lwednoix baenz yienghlawz deng yawj faengoek veuq baenz yienghlawz.

| Riengzlaeng gij vamzmai, bingh lwednoix Haijdeihcung ndaej baen guh sam yiengh |

Baenz naek

Baenz rauh

Baenz mbaeu

Bingh naek lwednoix Haijdeihcung yiengh α dwg cungj bingh dai, lwgnding doekfag ngamq ndaej saek song aen cungdaeuz cix daicaeux.

Baenz rauh caemh baen guh baenz naek caeuq baenz mbaeu, baenz mbaeu ne cix baenz bingh mbaeu lwednoix ndwi, baenz naek ne cix deng dinghseiz soengq lwed haeuj ndang, guh hauhneix lix roengzbae.

Baenz mbaeu ne (ndaw ndang raek faengoek lwednoix Haijdeihcung) aiq mbouj baenz maz angjda, bae caz ndang vaqniemh caengq rox baenz bingh mbaeu.

30

23.Gij Soqdingh Cazyw Faengoek Bingh Lwednoix Haijdeihcung Caeuq Gij Soqdingh Baenz Bingh Liux Cwngfuj Coenghngaenz Baenz Yienghlawz?

Vih mbouj luenh seng lwg baenz bingh naek lwednoix Haijdeihcung, Gvangjsih Bouxcuengh Swcigih Yinzminz Cwngfuj cienmonz ok ngaenz bae coengh gij gyaeujyah bae caz faengoek lwg bingh caeuq caz ndang mwh gonq seng.

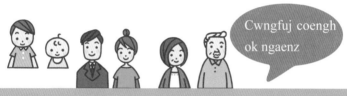

Cwngfuj coengh ok ngaenz

Soqdingh coengh ok ngaenz

1 Caz faengoek lwednoix Haijdeihcung

Coengh moix doiq gyaeujyah ndaw mbanj ok 800 maenz, gyaeujyah gag ok 200 maenz, coengh doengh boux ranz hojndoq ndaw mbanj gwn baujdaemq caeuq doengh boux ndang veuq naek ok ngaenz liuxcaez.

2 Caz bingh lwednoix Haijdeihcung mwh gonq seng

Coengh moix doiq gyaeujyah ndaw mbanj ok 1300 maenz, gyaeujyah gag ok 500 maenz, coengh doengh boux ranz hojndoq ndaw mbanj gwn baujdaemq caeuq doengh boux ndang veuq naek ok ngaenz liuxcaez.

24.Mwh Gonq Mwh Laeng Ndangnaek Vihmaz Deng Bouj Soemjmbaw?

Soemjmbaw (folic acid, yiebsuen, vi-ta-min B9) danaek lai, ndaej bouj ndei hawj ndang vunz, langhnaeuz ndaw ndang vunz soemjmbaw noix ne, baenzneix vunz cix baenz bingh lwednoix yiengh bopgapnding hung, bingh doeknoix bopgaphau lai yiengh bingh nyauq neix. Nyaengz dem, mehmbwk raekndang liux coj deng bouj soemjmbaw. Mwh gyang sam ndwen goekgyaeuj dwg mwh danaek huqgyang lwg dungx baenbyag, roeg lwg fat baenz haenx, mwhneix bopgap maj caeuq baen doengj haenq lai. Mwhneix langhnaeuz ndaw ndang soemjmbaw noix ne, lwg ndaw dungx cix aiq baenz veuq, guhlumj lotsaenzging baenz nyaet, lwg baenz lwg mbouj miz uk, lwg ndoksaenz dek lai cungj saeh nyauq neix, nyaengz aiq baenz lwg luet dem.

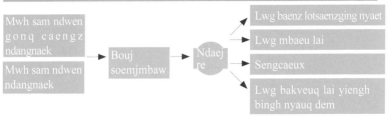

Mehmbwk ndangnaek aeu soemjmbaw lai gvaq vunz bingzciengz 4 cingz, ngoenz deng bouj 0.4 mg.

Mwh sam ndwen gonq caengz ndangnaek				Lwg baenz lotsaenzging nyaet
Mwh sam ndwen ndangnaek	→	Bouj soemjmbaw	→ Ndaej re →	Lwg mbaeu lai
				Sengcaeux
				Lwg bakveuq lai yiengh bingh nyauq dem

Vih gemjnoix seng lwg veuq lwg vauq, Cungguek Cwngfuj cienmonz ok ngaenz cawx soemjmbaw baen hawj mehmbwk ndangnaek gwn, mehmbwk mbouj hoj ok ngaenz saek faen nauq, doengh boux mehmbwk naemj raekndang haenx mwh sam ndwen gonq caengz raekndang caeuq mwh sam ndwen ndangnaek youq, ndaej bae gij cungsim (camh) coenghrengz re ndang roxnaeuz gij dieg re ndang mehmbwk caeuq lwgnyez ndaw cehyouq lajndang gyo ywnaed soemjmbaw, mbouj aeu ngaenz saek faen nauq.

25.Mehmbwk Ndangnaek Vihmaz Deng Bouj Gaiq (Ca)?Guhlawz Bouj Gaiq?

Gij goengrengz leixseng Gaiq (Ca, Calcium) danaek raixcaix. Lwg ndaw dungx heuj did caeuq ndok maj deng cup lailai Gaiq, danghnaeuz mehmbwk ndangnaek cup Gaiq mbouj doh, baenzneix cix baenz hwnjgeuq, hwet naet ga naet, hohndok get, noh gawh lai yiengh saeh neix, boux baenz naek nyaengz fat baenz bingh aplwedsang, gazhangx, ndokrungq, ndokunq, ndokbat veuq, heuj honz, seng lwg liux raemxnoemz mbouj doh lai yiengh saeh yaez neix. Ndang lwg Gaiq noix ne, lwg cix heuj caeuq ndok baenz ged, heuj did numq lai, caemh doeksaet ngaih lai, laenggungq dem, baenz naek ne nyaengz gaz uk lwg fatgvai dem.

Mwhcaeux ndangnaek mehmbwk, soqdingh bouj Gaiq dwg ngoenz bouj 800 mg, mwhgyang ngoenz bouj 1000 mg, mwhbyai ngoenz bouj 1200 daengz 1500 mg.

Gaiqgwn ndaw miz yienzsoq Gaiq lai haenx
Ndaw doengh gij huqgwn, cijvaiz (moz) miz Gaiq lai, 250 ml cijvaiz miz 300 mg Gaiq. Gij huqgwn wnq miz Gaiq lai haenx dwg duhnaz、huq duhnaz guh、gyaeq、huqhaij、lwgraz、raetrwzlingz、makrin lai yiengh dem.
Diuzmaeg goekrag mehmbwk bouj Gaiq dwg: Gwn huqgwn guh goek, mbouj doh ne cix gwn yw Gaiq bouj dem.

Mehmbwk ndangnaek baenz gyang le hab bouj mbangj yw Gaiq, lumjnaeuz Gaiqdanqsuen (CaCO$_3$), Gaiqdiengzmakit (Calcium gluconate) lai yiengh dem. Caemh deng gwn doxgaiq miz vi-ta-min D lai dem, baenzneix guh coengh ndang cup Gaiq. Gaej luenh gwn doxgaiq gyu van lai, luenh sauz laeuj, cup ien caeuq luenh gwn raemxvan swi, luenh guh gij saeh neix ne ok nyouh cix ok Gaiq lai.

33

26.Ndangnaek Vihmaz Deng Bouj Faz?

Faz (lik, diet) dwg cungj huqgoek danaek ndaw ndang caux baenz gyaeqhak ndinglwed ndeu, mehmbwk ndangnaek le cix naemj bouj faz lai, langhnaeuz faz noix ne cix baenz bingh lwednoix goem faz, cungj bingh neix dwg cungj bingh oklai mwh ndangnaek. Langhnaeuz mbouj bouj faz hawj ndang riengzcawz ne, mehmbwk cix baenz gij saeh yaez bingh lwednoix goem faz, lumjnaeuz caep gyaeuj, maeuz gyaeuj, rwz rumz, da raiz, ndang naiq, lumz ngaih, ndang re bingh mbouj baenz, nyaengz baenz lwg luet roengzdaeuj, deng gyueklah, dingj mbouj ndaej ok lwed mwh doekfag dem, baenz naek ne nyaengz baenz binghcaw lwednoix, caw naiq dem. Nyaengz dem, lwed noix ne, lwg youq ndaw dungx cup heiqyangj cix noix, cix deng gaz maj laux, yienzsoq faz ndaw ndang lwg dungx caemh gemjnoix riengzlaeng, baenzneix lwg cix aiq mbaetcaw, luet roengzdaeuj baenz ngaih, lwgnding doekfag liux ndang mbaeu raixcaix, baenz bingh lwednoix lwgnding, ndang cix re bingh mbouj baenz, baenz bingh ngaih lai.

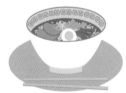

Nohnding dwg cungj huqgwn miz faz lai caemh ndang cup aeu ngaih lai haenx, mehmbwk ndangnaek deng gwn maenhnet.

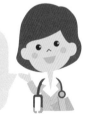

Gyomuengh mehmbwk ndangnaek dinghseiz bae caz gyaeqhakfaz caeuq gyaeqhak ndinglwed, langhnaeuz baenz saeh ne cix bouj faz riengzcawz, mboujne ndaw ndang faz goem lai liux cix baenz lwednoix.

27.Mehmbwk Ndangnaek Liux Miz Geijlai Gaen Cix Habhoz?

Gij soq habhoz mehmbwk dem naek mwh ndangnaek (kg)			
	1 ~ 3 ndwen	4 ~ 6 ndwen	7 ~ 9 ndwen	Rom
Gaen naek cingqciengz	1 ~ 2	5	5 ~ 6	11 ~ 13
Gaen naek loq mbaeu mwh gonq ndangnaek	2 ~ 3	6	6 ~ 7	14 ~ 16
Gaen naek loq naek mwh gonq ndangnaek	1	3	3	7

Riengzlaeng aen Hoihgap Boujndang Mwh Cijlwg Caeuq Mwh Ndangnaek Meijguek gangjnaeuz, mwh ndangnaek mehmbwk hab dem naek saek iq, langhnaeuz aeu soqmai caetliengh ndang vunz [Body Mass Index, BMI=gaen naek (kg)/ndang sang^2 (m)] daeuj guh soqdingh ne, ciuq soq BMI mwh gonq ndangnaek mbouj doxdoengz, mwh ndangnaek mehmbwk dem naek caemh mbouj doxdoengz nauq.

Baenloih gaen naek/ndang sang mwh gonq ndangnaek	Soqdem gaen naek mwh ndangnaek youq (kg)
Daemq (BMI <19.8)	12.5 ~ 18.0
Cingqciengz (BMI 19.8 ~ 26.0)	11.5 ~ 16.0
Sang (BMI 26.0 ~ 29.0)	7.5 ~ 11.5
Biz (BMI 29.0)	6.0 ~ 6.8

28.Mwh Ndangnaek Mehmbwk Biz Lai Rox Dem Naek Haenq Lai Yaek Baenz Yienghlawz?

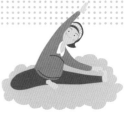

Langhnaeuz mehmbwk biz lai ne, hauhneix huqgyang cix dwgrengz lai, siufat cix nyungqnyangq, cix guh yaez hawj meh caeuq lwg. Gij mehmbwk biz lai aiq baenz gij saeh nyauq baihlaj neix guh ngaih:

1 Baenz bagmou najok mwh ndangnaek ngaih lai, aenvih aiq baenz bagmou mwh ndangnaek, baenzneix lwg maj deng gaz, mwh ndangnaek ndaej 28 hophaw daengz doekfag ndaej hophaw, lwg daicaeux ngaih lai.

2 Aenvih mehmbwk biz lai, hauhneix maz ndang caeuq coux lwg cix dwgrengz lai, meh caeuq lwg baenz binghriengzlaeng caemh baenz ngaih.

3 Bakheh bangxdungx heh dungx aeu lwg de aiq aenvih lauz cieg cix ndamj mbouj ndei geijlai.

4 Baenz bingh lwed-diengzsang, bingh nyouh-diengz, lwg nyawq gvaqfeiz ngaih lai.

5 Biz lai ne, seng lwg liux ndang reux doxdauq hoj lai.

6 Gazhangx haenq lai, aenvih lwg nyawq lai, meh seng lwg cix seng nanz, baenzneix gazhangx cix ngaih, cix deng heh dungx aeu, caemh deng gyueklah baenz ngaih, lwg youq ndaw rongzlwg daigaemz caemh baenz ngaih dem.

7 Baenz ndaeklwed caeuq lwgcaet, liux cix baenz bingh caet sailwed.

29.Roeg Lwg Dwg Gijmaz? Roeg Lwg Miz Maz Yungh?

Roeg lwg dwg yiengh huqgyang danaek lwg youq ndaw dungx caeuq meh lajndang doxlieg doxgaiq haenx. Daih dingzlai doxgaiq lwg dungx gyo aeu haenx coj youq ndaw roeg de doxlieg caeuq doxvuenh.

Roeg lwg miz geij aen goengrengz danaek baihlaj neix

Doxlieg doxvuenh honggaiq

Gij lwed meh ndaej aeu roeg lwg daeh gij huqbouj hawj lwg, caemh daeh gij nyaqnyak lwg ok rog bae.

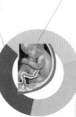

Gapbaenz giksoq caeuq moiz

Roeg lwg caux ndaej lai yiengh giksoq caeuq moiz daeuj hen ndangnaek, caemh bouj hawj lwg ndaw dungx maj laux caeuq domqcij meh fat ndei dem.

Caemh baen gij gangqdaej ndang meh

Mbangj lwgre ndaw ndang meh baengh roeg lwg ndaej daeh haeuj ndaw ndang lwg bae, baenzneix lwg doekfag liux ndang cix lai rengz, re bingh cix lai ak.

Goengrengz roeg lwg ndei rox mbouj ndei, cix nem daengz lwg maj baenz mbouj baenz, langhnaeuz roeg lwg baenz nanh ne, lwg caeuq meh cix aiq baenz mbangj binghriengzlaeng mwh ndangnaek.

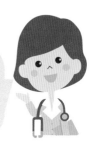

30. Vihmaz Naeuz Saejndw Dwg Diuz Saimingh Lwg Ndaw Dungx?

> Saejndw dwg diuz sai lwg dungx caeuq roeg lwg doxrangh ndeu.

Lwg ndaw dungx caeuq roeg lwg doxlieg doxgaiq, yienghyiengh coj deng baengh sailwed saejndw daeuj daeh, baenzneix saejndw cix gaemdawz diuz mingh lwg ndaw dungx. Saejndw unq, raez, deng daenz deng euj ngaih, langhnaeuz baenz nanh bad saejndw hawj lwed caet ne, lwg cix aiq daigaemz.

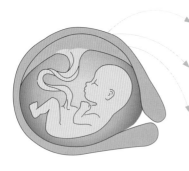

Saejndw guhlumj diuz saeu, ndaw de miz song diuz sairengz caeuq diuz saicaem.

Saejndw naj lwenq, raezvangcingq 1 daengz 2.5 cm, saejndw dohndwen bingzyaenz raez 50 daengz 100 cm.

Langhnaeuz saejndw raez gvaq cix cugmbaenq, luenh heux ngaih, dinj gvaq ne cix gaz lwed lae caeuq fat baenz lwg luet roengzdaeuj dem.

Diuz saicaem ndaw saejndw, coengh rom gij lwed moq ndaw ndang meh, liux daeh gij lwed miz heiqyangj caeuq huqbouj lai haenx haeuj daengx ndang lwg dungx liuxcaez, liux daeh haeuj ndaw sairengz lwg dungx bae, gij nyaqnyak lwg dungx deng daeh haeuj song diuz sairengz bae, liux baengh roeg lwg daeh haeuj ndaw ndang meh bae. Aenvih gij sailwed ndaw saejndw raez gvaq saejndw, baenzneix sailwed ndaw saejndw cix gut, rim, bangx saejndw cix lai giz baenz nok, baenz nok ne gij sailwed deng rag ne cix mbouj luenh goenq.

31.Raemxumj Ok Gizlawz Daeuj?

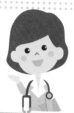

Raemxumj lai gvaq rox noix gvaq, mehmbwk ndangnaek coj yaek haeujcaw, langhnaeuz raemxumj mbouj maenhnet cix gangjnaeuz lwg ndaw dungx rox roeg lwg ok saeh gvaq.

Gak mboengq mwh ndangnaek, mboq raemxumj mbouj doxdoengz.

Mwhcaeux ndangnaek

Daih dingzlai raemxumj ok raemxsawlwed daeuj, raemxsawlwed lae gvaq laeblaz roeg caem roengz gyang laeblaz raemxumj bae. Gij lwed lwg ndaw dungx rox laehop liux, gij raemx baengh naeng lwg comh okdaeuj haenx cix bienq baenz aen mboq raemxumj.

Mwhgyang ndangnaek

Seizneix lwg ndaw dungx rox ndwnj raemxumj, ok nyouh, hawj soq raemxumj ndaej ce youq aen soq bingzonj yienghning, naeng lwg ne ngamqngamq fatgaeu, baenzneix naeng cix mbouj baenz mboq raemxumj gvaq.

Mwhbyai ndangnaek

Raemxumj doxdaeh mboujgag lwg ok nyouh caeuq lwg ndwnj raemxumj, nyaengz miz bwt roeg lwg cup raemxumj dem, gep laeblaz raemxumj mbiengj lwg dungx ndaw roeg lwg de caemh doxlieg raemx ndaej.

Ndangnaek gyaed nanz raemxumj cix gyaed lai, ndangnaek ndaej 8 hophaw le, raemxrumj gag miz 5 daengz 10 ml, 20 hophaw ne cix 400 ml; 34 daengz 38 hophaw ne cix 1000 ml; ndangnaek doh ndwen ne, raemxumj daih'iek miz 800 ml; ndangnaek hamjseiz ne raemxumj cix gemjnoix angjda. Langhnaeuz raemxumj noix gvaq 300 ml, hauhneix cix gangjnaeuz raemxumj noix gvaq, ngamq ndaej rox hamj gvaq 2000 ml ne cix gangjnaeuz lai gvaq.

32.Lwg Youq Ndaw Dungx Meh Guhlawz Gvaq Ngoenz?

Lwg yaek youq ndaw dungx meh ninz 280 ngoenz hwnjroengz, baengh saejndw caeuq roeg lwg caeuq meh doxrangh. Roeg lwg dwg aen dieg lwg caeuq meh doxlieg doxgaiq haenx. Lwg youq ndaw dungx maj laux naemj aeu gijmaz bouj ndang coj baengh meh aeu roeg lwg daeh hawj, lwg ok nyaqnyak ne caemh baengh roeg lwg daeh hawj meh, liux meh naih ok ok rog ndang bae. Nyaengz dem, roeg lwg nyaengz caux mbangj doxgaiq aeunet (lumjnaeuz giksoq daengj doxgaiq) okdaeuj hawj lwg dem, caemh hen lwg mbouj hawj baihrog sieng lwg dem.

Saejndw dwg diuz saimingh lwg ndaw dungx

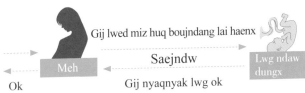

Gij lwed miz huq boujndang lai haenx

Meh   Saejndw   Lwg ndaw dungx

Ok   Gij nyaqnyak lwg ok

Mwh lwg ninz youq ndaw dungx meh, aenvih seiq henz miz raemxumj humx youq, baenzneix lwg cix ndaej ning youq ndaw raemx, mbouj lau baihrog sieng. Gij nyouh lwg ok dwg gij mboq danaek caux baenz raemxumj haenx, caemhcaiq lwg rox ndwnj raemxumj, fatsiu liux raemxumj cix bienq baenz nyouh ok okdaeuj dem. Raemxumj ndaej baengh saihoz, roeg lwg, laeblaz roeg lwg caeuq saejndwi cup aeu bae doxvuenh, daihgaiq 3 aen cungdaeuz doxvuenh baez, baenzneix doxlawh roengzbae dem.

40

33.Caeuj Rox Guhlawz Geq Lwg Ndaw Roeg Ning Le?

Lwg ndaw roeg ning cingqciengz cix gangjnaeuz lwg youq ndaw dungx ndang rengz, hauhneix mehmbwk ndaej baengh geq lwg ndaw roeg ning daeuj ngeix lwg ndaw dungx baenz yienghlawz gvaq?

Gij fap geq lwg ndaw roeg ning: Mwh ndangnaek ndaej 28 hophaw liux baenaj, moix ngoenz gyanghaet, gyangringz caeuq gyanghaemh baen guh sam baez geq, baez geq aen cungdaeuz.

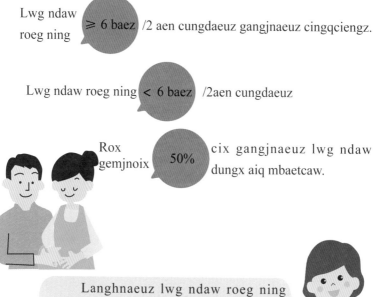

Lwg ndaw roeg ning ≥ 6 baez /2 aen cungdaeuz gangjnaeuz cingqciengz.

Lwg ndaw roeg ning < 6 baez /2aen cungdaeuz

Rox gemjnoix 50% cix gangjnaeuz lwg ndaw dungx aiq mbaetcaw.

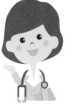

Langhnaeuz lwg ndaw roeg ning noix gvaq rox lai gvaq ne, cix bae ranzyw, caemh lwnh canghyw nyi dem.

34.Gijmaz Dwg Ranzsaw Mehmbwk Ndangnaek?
Bae Doeg Saw Mehmbwk Ndangnaek Miz Maz Yungh?

Ranzsaw mehmbwk ndangnaek dwg aen dieg cienmonz guh saeh son mehmbwk doeg saw re ndang, hawj vunzlai ndaej seng ndei, ciengx ndei caeuq hawj vunzlai guek raeuz ndang rengz uk 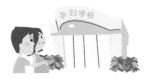 gvai haenx. Ranzsaw ciuq mwh ndangnaek mbouj doxdoengz bae hai ban, hai baenz ban mwhcaeux, mwhgyang caeuq mwhbyai sam yiengh ban neix. Ranzsaw gyomuengh song gvanbaz guhdoih daeuj doeg saw, guhdoih daeuj hag gij raemxrox danaek re ndang mwh gonq seng, seng youq caeuq laeng seng haenx. Gij fap son de miz naj riengz naj caeuq cam han song yiengh neix, gij hongdawz son miz langhngaeuz, heiqngaeuz caeuq dozdaengbienq lai yiengh, gij canghson de dwg doengh boux canghyw, bouxganqbingh couxseng ndaw hongbingh seng lwg rox hongbing lwgnyez haenx rox doengh boux canghyw coengh re ndang mehmbwk haenx.

Gij raemxrox danaek youq ndaw ranzsaw mehmbwk ndangnaek yaek son haenx:

Gij sawda goekrag leixseng caeuq sengndei mwh ndangnaek	Gij sawda doxdawz mwh seng youq
Gij sawda re ndang mwh ndangnaek 28 hophaw daengz seng lwg liux ndaej hophaw	Gij sawda youqgaenj mwh naengh ndwen
Caz ndang baenz dauq mwh gonq seng miz maz yungh	Gij sawda youqgaenj dawz lwg caeuq gij daegdiemj leixseng lwgnding
Gij sawda mehmbwk bouj ndang caeuq gwn yw	Gij sawda guhlawz cij lwg lai yiengh dem
Gij binghriengzlaeng mwhbyai ndangnaek	

Bohmeh haeuj ranzsaw mehmbwk ndangnaek bae doeg saw, hag rox gij raemxrox re ndang caeuq bouj ndang mwh ndangnaek caeuq seng lwg le, caengq ndaej caeuq canghyw doxhaeuj, ciuq canghyw daengq bae gag re ndang, hawj lajndang ndaej seng duz lwg gvai lwg ak okdaeuj.

35.Guhlawz Son Lwg Ndaw Dungx?

Gijmaz heuhguh son lwg ndaw dungx? Son lwg ndaw dungx dwg gij fap re ndang coengh lwg youq ndaw dungx meh fat ndei hawj leixcaw, maj ndei hawj nohndang haenx. Ndangnaek daengz gyang cix hab guh lw, deng guh daengz mwhbyai bae.Gijmaz heuhguh son lwg ndaw dungx? Son lwg ndaw dungx dwg gij fap re ndang coengh lwg youq ndaw dungx meh fat ndei hawj leixcaw, maj ndei hawj nohndang haenx. Ndangnaek daengz gyang cix hab guh lw, deng guh daengz mwhbyai bae.

1. Langh fwen aeu

Caeuq lwg ndaw dungx caemh nyi fwen ndijgaen, bohmeh genj mbangj fwenguk mbaeu, fwenguk yawzgaeuq roxnaeuz fwen lwgnyez hix unq hix numq haenx daeuj coq. Coq aen hablanghsing ndaw miz singfwen haenx (langhnaeuz dwg habsaiswz ne deng siuswz gonq) youq baih bangxdungx meh gyawj gyaeuj lwg haenx, roxnaeuz youq ndaw ranz langh sing habhoz; ngoenz dinghseiz langh song sam baez.

2. Son gaemz aeu

Mwh ndangnaek mehmbwk lai doeg gij saw gojriu、seigeq、hauqrog、geqsoq, baebae dauqdauq doeg lai baez, roxnaeuz guh baenz habsaiswz, ngoenzngoenz langhsing, caemhcaiq dajveh rox nyi fwen dem.

3. Lumh aeu

Ndangnaek ndaej seiq ndwen doeklaeng, ngoenzngoenz coj yaek lumh lwg ndaw dungx saek geij baez. Meh ninzmbiengj, ndang yietnaiq soeng, coq song fwnz youq bangxdungx, daeq gwnz roengz laj naihnaih rub lwg ndaw dungx, baez lumh saek 5 faen cung, guh yienghneix ndaej coengh lwg faek vamznyinhdawz, coengh lwg maj laux.

4. Hawj saejcaw baenzbaenz ndei, roengzhoz ndei caeuq vamzhoen ndei

Lai haeujgyawj gij doxgaiq caen, doxgaiq sienh caeuq doxgaiq yawz, gaej luenh hozgaek hozgaenj. Bohmeh doxcux doxgangj lai angq lai maez, dwen lwg caemh lai faengz lai van dem.

43

36.Ok Saeh Mwhcaeux Ndangnaek Yaek Baenzlawz Guh?

Ok saeh mwhcaeux ndangnaek cingqciengz gyazciz, gaej youheiq lai, ciengzmbat gwn haeux deng haeujcaw gij saeh baihlaj neix cix baenz gvaq:

1 Gwn lai baez, baez gwn noix

Moek mbouj luenh in rox mbouj ngah luenh rueg cix gangjnaeuz habhoz, baen gij gaiqgwn ngoenz gwn haenx baenz lai baez, ngoenz gwn lai baez.

2 Haeujcaw dawzbak, daeuj lajndang gwn maez

Mehmbwk ndangnaek hab genj

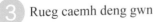

Maksanca、lwgbyouxdiengz、lwgreq、makhau daeuj daeuq bouxrei gwn maez.	Lai gwn byaekheu, baenzneix ok haex cix ngaih, mbouj luenh haexgaz.

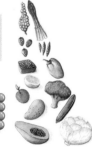

3 Rueg caemh deng gwn

Mehmbwk rueg ne coj deng gwn baez dem, gwn dem caengq ndaej bouj rengz hawj ndanggaeuq caeuq lwg, hawj lwg ndaej siufat baenz ndei, ndaw moek miz mbangj haeux ce youq ne, gij haeuxgwn neix cix ndaej bouj rengz hawj meh caeuq lwg.

4 Bouj raemx hawj ndanggaeuq, gaej hawj ndang ro

Mehmbwk rueg haenq lai ne, cix gwn aemj, mbambu, raemx lwgreq, raemx diengraemx, raemx makmyaz caeuq raemx makbaux lai yiengh dem.

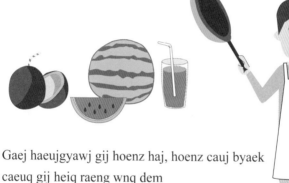

5 Gaej haeujgyawj gij hoenz haj, hoenz cauj byaek caeuq gij heiq raeng wnq dem

6 Gvaq ngoenz nda ndei

Roxcaek guh hong caemh yaek roxcaek yietnaiq, yaek ninz doh ninz gaeuq. Ce ndaw ranz rumz seuq heiq saw, mbouj luenh nyungqnyangq, vangq cix okbae byaijdin.

7 Gaej haeujgyawj gij saeh nyungqnyangq

Gaej bae gij dieg gyuk dieg nyungq, hoz roengz hoz unq, caw ndei caw yin.

8 Habdangq bouj vi-ta-min caeuq ywcaem hawj ndanggaeuq

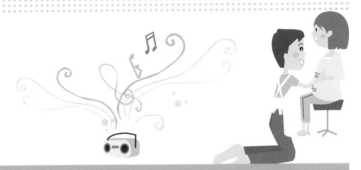

Mwh meh son lwg ndaw dungx, boh guh baenz gij saeh baihlaj neix ne, son lwg cix lai ngaih lai caeuh dem.

1 Hableix coengh meh gvaq ngoenz

Boh yaek lai coengh meh guh hong, gaej hawj meh dwgrengz lai, caemh hawj meh gwn ndei gwn hom dem. Meh rueg ne, boh deng ce huqgwn caj youq, hawj meh baez gwn noix, gwn lai baez. Mwh lwg ndaw dungx maj haenq lai, boh deng bouj gij huqgwn miz rengzndat lai, gyaeqhak lai, yienzsoq noixiq 〔daegbied dwg Gaiq (Ca) caeuq faz〕 lai caeuq vi-ta-min lai haenx hawj meh gwn.

2 Nai meh roengzhoz

Boh okrengz daeuq meh ndeimaez, angqfaengz. Boh caemh yaek daeuq lwg ndaw dungx dem, guhlumj lwnh goj hawj lwg nyi, buenx meh nyi fwen yawz, gangjriu habhoz, doxcux habhoz, doxvaij habhoz dem. Boh guh gij saeh yienghneix ndaej daeuq uk lwg fat ndei.

38.Mehmbwk Ndangnaek Ok Nyouh Gaenx Lai Cix Baenz Bingh Gvaq?

Mehmbwk ndangnaek le cix ok nyouh gaenx lai, mwh sam ndwen gyaeuj caeuq aen ndwen doeksat de lai haenq dem——Cungj fatbienq neix daih dingzlai dwg cungj saeh cingqciengz ndaw ndang mehmbwk

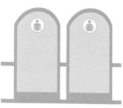

ndangnaek. Aenvih rongznyouh youq baihnaj rongzlwg, mehmbwk raekndang liux, rongzlwg cix naihnaih maj laux, cix caenx rongznyouh, hauhneix rongznyouh rom nyouh cix bienq, ok nyouh mbouj lai caemh naemj ok. Mwhcaeux sam ndwen gyaeuj doxhaeuj, rongzlwg youq gyang batndok naihnaih dem hung, caenx rongznyouh haenq lai dem, baenzneix cix naemj ok nyouh gaenx lai lai haenq dem. Mwh ndangnaek ndaej sam ndwen liux, rongzlwg bienq laux oet haeuj ndaw dungx bae, baenzneix caenx rongznyouh cix mbouj haenq gvaq gangqgonq, ok nyouh gaenx lai cix mbouj maez gvaq gaxgonq. Ndangnaek ndaej 36 hophaw le, lwg ndaw dungx coq gyaeuj haeuj gyang batndok bae gonq, baenzneix caenx rongznyouh baez moq dem, mehmbwk cix ok nyouh gaenx lai baez moq dem, bingzyaenz ngoenz (24 aen cungdaeuz) ok cib gong.

Mehmbwk ndangnaek ok nyouh gaenx lai gag gangjnaeuz ok nyouh lai gong ndwi, gong nyouh noix gvaq ciengzmbat, ok nyouh mbouj in, mbouj gaenj nauq, caeuq baenz huqgap ok nyouh deng gyuek mbouj doxdoengz nauq, baenzneix ok nyouh gaenx lai mbouj dwg baenz bingh nauq.

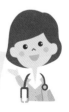

39.Mehmbwk Ndangnaek Heiqgaed Dungxmbu Cix Baenz Binghcaw Gvaq?

Mehmbwk ndangnaek liux rongzlwg cix maj laux, lwg youq ndaw dungx caemh maj laux, caemh raemxumj dem lai dem, hauhneix huqgyang ndaw dungx cix guh hong dwgrengz lai, ndaw ndang cix naemj aeu heiqyangj lai gvaq ciengzmbat. Naemj lai aeu heiqyangj ne deng baengh demlai soq diemcaw moix faencung caeuq demlai soq lwed aencaw moix baez nyaenj okdaeuj haenx caengq guh

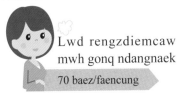

Lwd rengzdiemcaw mwh gonq ndangnaek

70 baez/faencung

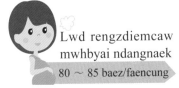

Lwd rengzdiemcaw mwhbyai ndangnaek

80 ~ 85 baez/faencung

ndaej baenz, nyaengz dem, aenvih rongzlwg bienq laux caenx laeblaz henvang, baenzneix caw cix veq gvaq baihgwnz rox baihswix bae, diemcaw cix dwgrengz gvaq doenghbaez.

Langhnaeuz baenz gij saeh baihgwnz de ne, gag ning saek iq, aen caw senq guh hong siufat haenx cix lai dwgrengz gvaq doenghbaez, baenzneix diemcaw cix haenq gvaq dem, daeuhvah soengq heiqyangj nyaengz mbouj doh nauq, mehmbwk ne cix heiqgaed dungxmbo. Mboujgvaq ne, mehmbwk ndangnaek heiqgaed dungxmbu goj mbouj hoj youheiq lai, gag yietnaiq cau cix baenz gvaq, mbouj luenh baenz bingh haih ndang nauq. Daeuhvah caxnaeuz damdoq rox baenz naek dem ne, cix bae ra canghyw riengzcawz.

Gaej you gaej heiq go, mehmbwk ndangnaek heiqgaed dungxmbu saek geij mbat cingqciengz lai.

40. Mehmbwk Ndangnaek Vihmaz Ga Gawh Ne? Ga Gawh Liux Yaek Baenzlawz Guh Dem?

Ndangnaek daengz gyang daengz byai ne, mehmbwk cix noh gawh ngaih.

Gij huqgap laj naeng lai gvangq, lai bou, dwg gij dieg raemx rom ngaih. Noh gawh ne dwg naeng dabaeu yup gonq, lwenq gonq, lwgfwngz caemj roengzbae baenz aen gumz, daengzlaeng naihnaih haenq daengz 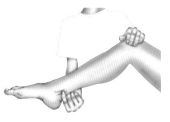 gahengh caeuq gabi dem. Ga gawh ne ciengzmbat ndaej yietnaiq liux cix gag siu roengzbae, daeuhvah baenz naek ne bangxdungx caeuq daengx ndang doengj gawh dem.

Mehmbwk ndangnaek liux miz saekiq raemx rox Naz (Na, Sodium) caet youq ndaw ndang goj cingqciengz lai, mehmbwk naengh caeuq ninz baenz yienghlawz caemh ndaej caux baenz gij saeh neix. Aenvih rongzlwg ngoenz laux gvaq ngoenz cix caenx gij saicaem ndaw dungx, mehmbwk ndwn hwnjdaeuj ne, cix gaz mbangj sailwed hung lwed lae, guhlumj gaz lwed ndaw saicaemgoek ndokbaeu lae doxdauq, rengzap saicaem demsang cix daih gij raemx ndaw sailwed haeuj ndaw geh huqgap bae, hauhneix cix ga cix gawh; cungj ga gawh neix mbouj naih geijlai, ciengzmbat dwg dabaeu gawh ndwi, yietnaiq cau cix ndei doxdauq gvaq.

Behnaeuz yietnaiq liux nyaengz gawh roxnaeuz gawh lai haenq gvaq doenghbaez ne, hauhneix cix gangjnaeuz aiq baenz gij bingh lwedapsang mwh ndangnaek gvaq, mehmbwk cix deng bae ranzyw riengzcawz.

41.Vihmaz Mehmbwk Ndangnaek Gazhaex Ngaih Hwnj Baezgyoenj Ngaih?

Mehmbwk ndangnaek gazhaex ngaih, goekaen dwg mehmbwk ndangnaek liux ndaw dungx siu haeux bienq gvaq. Ndangnaek liux ndaw roeg lwg baen lailai giksoq ndangnaek okdaeuj, hawj saimoek caeuq saej nod numq nod naiq, hauhneix gij doxgaiq roengz dungx de mbouj ndaej ciuq rengz gaeuq gangqgonq daeq ndaw moek, saejreg caeuq saejlaux daeh gyae haeuj ndaw sai siu haeux bae.

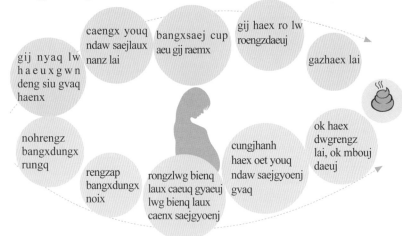

Mehmbwk gazhaex ne, ngoenzngoenz doengj naemj ok haex, daeuhvah ok mbouj daeuj nauq, baenzneix ndang cix mbouj soeng, caemh mbouj ngah gwn haeux, nanz le cix baenz baezgyoenj ngaih. Mwhbyai ndangnaek, rongzlwg bienq laux de caenx saicaem ndawdungx, liux gij lwed ndaw saicaem ndanglaj (baumiz saicaem ga, saicaem ced caeuq saicaem saejgyoenj) cix deng gaz lae, lwed saicaem baezgyoenj caengx, rengzap dem haenq, bangxgyoenj bienq mbang, deng rengzrog rag laux liux cix bienq baenz ndaeksaicaem gutgungq, liux baezgyoenj cix lai naek dem.

42.Mehmbwk Ndangnaek Guhlawz Re Guhlawz Yw Gazhaex Caeuq Baezgyoenj?

Re gazhaex coj deng ciengzmbat gyaez ciuqseiz ok haex, cungjhanh mbouj naemj ok haex, coj deng ok ciuqseiz.

Lai gwn gij hangzhuq miz seinyaq lai caeuq byaekheu, gyanghaet gwn cenj raemxraeuj gyu, baenzneix ok haex cix lai ngaih.

Lienh ndang habsoq, guhlumj bae byaijdin, loengh din loengh fwngz, doengj ndaej coengh rengz hawj saejgyoenj, hawj haex ok lai ngaih.

Naemj re baenz baezgyoenj coj deng re gazhaex gonq, caemh yaek haeujcaw ndang ninznaengh mehmbwk dem, gaejlaeg ndwn, naengh nanz lai, nanz mbouj nanz cix doxlawh saek mbat, hauhneix cix saicaem baezgyoenj lwed caengx cix bienq noix.

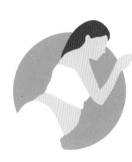

Gyanghwnz ninz deng ninzswix, gaejlaeg hawj rongzlwg bienqlaux de caenx saicaem lai; langhnaeuz baezgyoenj luet roengzdaeuj, cix aeu raemxraeuj swiq seuq bae, liux aeu fwngz oet haeuj ndaw gyoenj bae dem cix baenz gvaq, langhnaeuz noh gawh haenq lai rox deng gyuek gvaq ne, cix bae ranzyw ra canghyw binghywrog riengzcawz.

43.Mehmbwk Ndangnaek Ciengzseiz Ndang Naet Yaek Guhlawz Guh?

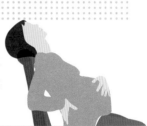

Mwhbyai ndangnaek, mehmbwk ndangnaek ciengzseiz ndang naet, mwh lwg yaek doekfag, ndang naet lai haenq dem.

Mehmbwk ndangnaek roxnyinh ndang naet ne, aenvih rongzlwg bienq laux de caed coh baihnaj, hawj cawnaek ndang iet coh baihnaj, vih ndaej ndang maenh, mehmbwk coj deng ngiengx laeng, gij nohrengz gwnz laeng de guh hauhneix gaenj nanz lai le, ndang meh cix naet cix naiq.

Nyaengz dem, aenvih mwh ndangnaek, gij giksoq bienq rungq de demlai haeuj ndaw ndang, hauhneix gij sainyangq gak hoh ndaw batndok de cix bienq rungq, guh hauhneix daengzlaeng cix seng lwg laix ngaih. Caxnaeuz ciengzmbat meh gyaez lienh ndang ne, rengzdit noh ndang meh cix lai ndei, ndang naet cix mbouj haenq geijlai. Caj seng lwg liux, meh cix naihnaih mbouj roxnyinh ndang naet lai. Langhnaeuz ndang naet mbouj haenq lai ne, mbouj hoj daegbied ganq ndang nauq.

Langhnaeuz naet lai ne, cix guh lumj baihlaj neix ndaej lai caeuh di dem, guhlumj gaej ndwn nanz, gaej byaij nanz, daenj haiz daix daemq rox daix bo, ninz doh rox yiet mbonq doh, nod giz naet de, lai yiengh dem. Langhnaeuz ndang naet lai, canghyw coengh seng de caemh gangj mbouj seuq ne, cix bae yawj canghyw wnq (lumjnaeuz canghyw yw binghndok), gaej lujlaj, mboujne aiq baenz gij bingh wnq dem.

44.Mehmbwk Ndangnaek Vihmaz Ndokgiengzbat Get?Yaek Baenzlawz Guh?

Ndokgiengzbat swix caeuq ndokgiengzbat duh vunz doxrangh youq baihnaj batndok, hauhneix cix bienq baenz gaiqgap ndokgiengzbat, ndaw de miz ndokgyaed seinyaq, gwnz laj miz sainyangq ndokgiengzbat dem. Mwh ndangnaek, aenvih giksoq daeuq lai, hauhneix gij saigengq hoh batndok cix rungq, geh gaiqgap ndokgiengzbat de cix gvangq baenz 0.3 daengz 0.4 cm, baenzneix mwh meh yaek seng lwg, gyaeuj lwg ndaej luet okdaeuj.

batndok mehmbwk

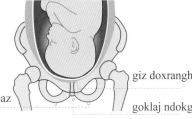

giz doxrangh ndokgiengzbat

da'ndaek ndokbaz

goklaj ndokgiengzbat

Danghnaeuz sainyangq rungq gvaqfeiz ne, batndok cix mbouj maenh, mehmbwk ndangnaek naengh﹑ndwn rox boek ndang cix dwgrengz, byaij roen caemh yamq ga mbouj ndaej, dwgrengz raixcaix; danghnaeuz geh ndokgiengzbat gvangq gvaq 1 cm ne, cix gangjnaeuz gaiqgap ndokgiengzbat de doxbyag gvaq. Mbangjseiz ndokgyaed seinyaq doxgap de fatyiemz, baenzneix cix in mbouj ndaej, mwhbyai saek song ndwen, mehmbwk gyaez baenz in de lai. Danghnaeuz meh baenz in hauhde ne cix gaej ning lai, deng ninz caj seng lwg. Gaiqgap ndokgiengzbat doxbyag baenz mbaeu ne, mbouj gaz conghced seng lwg, danghnaeuz baenz naek, lwg ndaw dungx loq laux dem ne, cix deng heh dungx aeu. Mwh seng lwg liux, goengrengz giksoq bienq naiq, rengzaj sainyangq naihnaih rengz doxdauq, mbangj meh baenz gaiqgap ndokgiengzbat doxbyag de nyaengz deng ninz mbonq saek song ndwen caengq ndaej roengz mbonq guhning cingqciengz. Aeu saicugdungx dit rox baengzcug dit daeuj cug batndok ne, caemh miz yungh.

45.Mehmbwk Ndangnaek Vihmaz Naeng Humz?

Mbangj mehmbwk ndangnaek liux cix naeng humz, mbangj naek mbangj mbaeu. Meh ndangnaek ndaej roek ndwen hauhneix cix baenz humz yienghneix, mbangj lai caeux, ngamqngamq ndangnaek cix humz gvaq, seng lwg liux, naeng meh cix mbouj luenh humz dem.

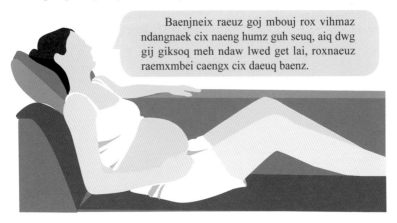

Baenjneix raeuz goj mbouj rox vihmaz ndangnaek cix naeng humz guh seuq, aiq dwg gij giksoq meh ndaw lwed get lai, roxnaeuz raemxmbei caengx cix daeuq baenz.

Caemh miz mbangj vunz roxnyinh naeng humz dwg binghdamdoq, aenvih gij mehmbwk naeng humz de ndangnaek liux cix naeng humz dem, gij meh, gij beixnuengxsau gyoengqde caemh doxlumj caez. Gathumz ne, aeu raemx lozgamsig daeuj cat giz humz de, langhnaeuz humz gvaq ne, cix gwn yw gat humzngaih roxnaeuz dwk ywcaemnet. Aenvih raemxbei caengx cix naeng humz ne, aiq baenz binghhenjnaeng caemhcawz dem, baenz naek ne meh caeuq lwg cix baenz nanh, cungj bingh neix caeuq binghyiemzdaep binghdoeg mbouj doxdoengz, raeuz yaek haeujcaw dem. Danghnaeuz raemxmbei caengx cix naeng humz ne, deng ra canghyw caengq ndaej.

46.Cib Gaiq Vamzmai Mehmbwk Ndangnaek Aiq Baenz Nanh Haenx Dwg Gijmaz?

Danghnaeuz mehmbwk ndangnaek ok cib gaiq saeh baihlaj neix, cix gangjnaeuz ndangnaek aiq ok saeh, hauhneix deng bae ranzyw riengzcawz. 10 yiengh vamzmai de dwg:

Conghced ok lwed, dungxmoek dot 1

Nyouh nding, naj henj 2

wg ndaw roeg ning haenq rox ning naiq 3

Da raiz gyaeuj maez,
da mong da mok 4

Aekndaek naemj rueg,
hozgaek hoznyaek 5

Daengq

Ga gawh ga foeg, gyanghaet
caemh gawh dem 6

Dungxmoek laux gvaq,
guhlumj duengq roengzdaeuj 7

Dungxmoek iq gvaq,
lwg ndaw dungx hoj ce 8

Ndangnaek cix ok lwed mbouj daengx 9

Mwh yaek doekfag, conghced ok raemx 10

10 yiengh saeh nyauq baihgwnz neix, langhnaeuz meh baenz saek yiengh ne, coj deng haeujcaw, gaejlaeg lujlaj, deng bae ranzyw caz binghmehmbwk riengzcawz, caz ndang caeux, yw bingh caeux, gaej nguh baenz bingh naek.

47.Mehmbwk Ndangnaek Gwn Yw Yaek Haeujcaw Gijmaz?

1   Mehmbwk ndangnaek mbouj hoj gwn yw cix mbouj luenh gwn yw (daegbied dwg ngamqngamq ndangnaek gaej luenh gwn).

2   Mehmbwk ndangnaek bouj Gaiq (Ca), faz (Fe) caeuq vi-ta-min deng bouj habngamj, gaej lai gvaq; langhnaeuz deng yw gij binghcaemhbaenz rox binghgapbaenz ne, cix lieg gij yw mbouj mbw lwg caemh baenz ndei de.

3   Roxyiuj soq gwn yw caeuq seiz gwn yw.

4   Roxnyinh ndang mbouj soeng cix bae yw riengzcawz, mwh yawj canghyw, meh yaek lwnh canghyw lajndang seizlawz ngamq ndangnaek, baenzneix canghyw caengq rox genj yw habhoz hawj, meh ne deng ciuq canghyw daengq bae gwn.

5   Canghyw nehcaw mehmbwk ndangnaek gwn yw aiq baenz maz ne, genj yw hawj meh hab genj soq habhoz mbouj luenh haih meh caeuq lwg de hawj.

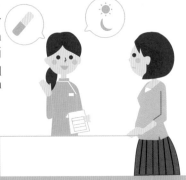

Gangj bae gangj dauq, mehmbwk gwn yw deng niencaw dahraix, deng naemj seuq naemj saw, mbouj luenh gwn saekiq saekbaez.

56

48.Mehmbwk Ndangnaek Dwgliengz Yaek Baenzlawz Guh?

Mehmbwk dwgliengz le, deng re gyuek re binghdoeg, caemh deng re noh ndat dem.

Mehmbwk dwgliengz mbaeu

Lai gwn raemxgoenj | Haeujcaw yietnaiq | Ceraeuj

Dwgliengz liux baenz nohremj ne, mbouj gag ganq bingzciengz ndwi, nyaengz re noh ndat dem, hawj noh gyoet roengzdaeuj riengzcawz, langhnaeuz deng raetreg gyuek ndang ne, cix ciuq canghyw daengq bae aeu gij yw gangqseng daeuj yw.

Noh ndat gvaq, ndat gvaq 38.5℃ ne

Leixhuq roengzndat	Aeu daeh raemxgengq oep youq gwnz byak rox gwnz hoz
Aeu yw roengzndat	Lieg gij yw gatin roengzndat ne deng ciuq canghyw daengq bae guh, gaej gwn gaej yungh gij yw mbw lwg mbw meh yienhda de.

Gaej yawjmbaeu mehmbwk ndangnaek dwgliengz, daeuhvaeh caemh gaej luenh gwn yw, deng yawj canghyw cienmonz, liux ciuq canghyw daengq bae aeu yw, gaej luenh gwn saekbaez.

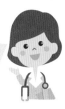

49.Mehmbwk Ndangnaek Baenz Bingh Aplwedsang Yaek Haeujcaw Gijmaz?

1 Mehmbwk baenz bingh aplwedsang naemj raekndang ne, cix cam canghyw gonq, hawj canghyw coengh guj saekbaez ngamj aeu lwg rox mbouj. Langhnaeuz deng gwn yw yungh yw ne, cix lieg yw habhoz, gaej mbw lwg haenq lai.

2 Langhnaeuz raekndang cix bae ranzyw hen lwg ndaw dungx, guhning dag rengzap lwed caemh nehcaw rengzap lwed goekrag, daengzlaeng nyaengz dinghseiz dag dem, bingzciengz caemh yaek haeujcaw rengzap lwed caeuq raemxnaek ndang dem. Moix ngoenz dag rengzap lwed caemh nien roengzdaeuj, langhnaeuz ok saeh ne cix yawj canghyw riengzcawz.

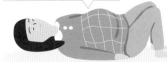

3 Mehmbwk ndangnaek baenz aplwedsang ne cix baenz bagmou ndangnaek ngaih, camh baenz roeg lwg luet, makiu naiq, lwg nyaet lwg ged guh ngaih dem. Langhnaeuz ok nyouh gyaeqhak caeuq ga gawh ne cix bae ranzyw riengzcawz, bingh naek ne cix gvej lwg bae.

4 Guh hong caeuq yietnaiq habngamj, guh hong gaenx caemh yaek yietnaiq gaenx, ninz doh ninz van. Gaej naiq gvaq baeg gvaq, gaej sieng saejcaw, gaej you gaej heiq, hawj ndanggaeuq hozunq hozraez, ndeicaw ndeimaez.

5 Mwh ndangnaek baenz binghgapbaenz aplwedsang ne, ciuq rengzap baenz yienghlawz bae genj soq gwn yw, gaej daeuq lwed sang lai rox lwed daemq lai, gaej daeuq lwed hwnjroengz nyungqnyangj lai.

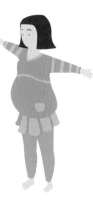

6 Okrengz demqcaz goengrengz roeg lwg, meh gag demq lwg ndaw roeg ning goj ndaej, geq soqbaez lwg ning de dwg yiengh fap demq liux ngaih. Meh ninz gwnz mbonq ne cix ninzswix, hauhneix hawj soqhaeujlae roeg lwg ndaej demlai.

7 Gwn haeux yaek gwn cid, ngoenz gwn gyu gaej hamj gvaq 6 g, gaej luenh gwn laeuj gwn ien.

1.您知道怎么推算预产期吗？

　　预产期是通过怀孕前最后一次月经的日期来推算的，最后一次月经的月份加9（或减3），日数加7，得到的新日期即为预产期。例如，某位准妈妈怀孕前最后一次月经的日期是2016年3月16日，她的预产期就是2016年12月23日。

　　预产期是孩子出生的大概时间，事实上生产日期可能提前也可能延后。临床上妊娠37～42周之间分娩都是足月产，42周及以后分娩是过期产，37周之前分娩就叫作早产。

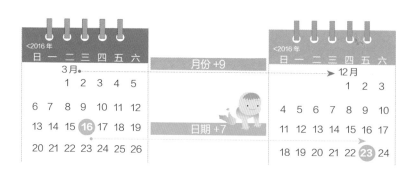

最后一次月经：2016年3月16日　　　　　预产期：2016年12月23日

2.何时为最佳生育年龄?

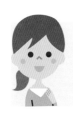

18 岁以前

　　女性生理还未发育成熟,这时生育很容易出现早产儿和低体重儿,使新生儿死亡率提高,同时对母亲本身健康危害较大。

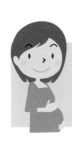

24 ～ **28** 岁

　　一般来说,就生育而言,以24～28岁为佳。

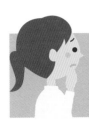

35 岁以后

　　卵细胞发生畸变的可能性增加,受孕后胎儿畸形率上升。

高龄生育或生育年龄太小，怀孕次数多 ，怀孕间隔时间短，会发生以下状况：

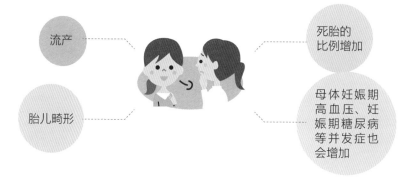

流产

死胎的比例增加

胎儿畸形

母体妊娠期高血压、妊娠期糖尿病等并发症也会增加

有些新婚夫妇，不注意避孕，反复以人工流产术作为补救措施，使女性子宫内膜受到损伤，从而引起继发不孕、流产等不良后果。选择最佳生育时间的时候，还要注意人的生理、心理对自然变化的反应，好的环境对受孕是有益无害的。

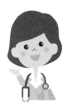

科学地选择最佳的生育年龄，可以提高生育的质量，摒除不利因素。

3.生男生女由谁决定？

　　男性和女性的染色体结构不同，女性有"XX"染色体，男性有"XY"染色体。因此，受精后可形成"XX"型或"XY"型的受精卵。

生殖细胞经过减数分裂后

 成熟的卵中都只有 **1** 种性染色体　　　　　即"X"染色体

 精子则分为 **2** 种类型

"X"型精子中有1条"X"染色体

"Y"型精子中有1条"Y"染色体

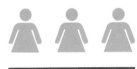
女性有"XX"染色体

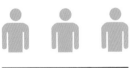
男性有"XY"染色体

将来，"XX"受精卵发育成女性

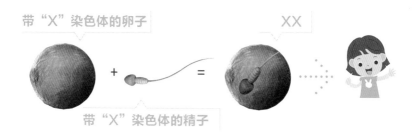

带 "X" 染色体的卵子　　　　　　　　XX

带 "X" 染色体的精子

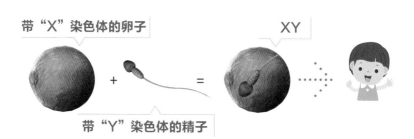

带 "X" 染色体的卵子　　　　　　　　XY

带 "Y" 染色体的精子

"XY"受精卵则发育为男性

由此说明，生男生女并不取决于女方的卵细胞，而取决于男方提供的是"Y"型精子，还是"X"型精子。

4.哪些疾病需要在孕前治疗和控制？

患有某些疾病的妇女在准备生育前，必须先到医院进行系统检查和治疗，在医生的监护下再怀孕。需要在孕前治疗和控制的疾病如下：

心血管系统疾病

怀孕与分娩会增加心脏负担，因此，对患有心脏病的妇女，应在孕前进行详细检查和心功能的评估等。

内分泌系统疾病

孕妇原先患有内分泌系统疾病，如甲状腺功能亢进症、糖尿病等，在怀孕期间病情可能恶化，因此孕前应先控制疾病。

性病

对于患有梅毒、淋病的患者，最好在孕前进行彻底治疗，以免将疾病传染给胎儿。

肝脏疾病

孕妇肝脏负担较怀孕前加重，患肝脏疾病的孕妇，分娩时易发生肝脏坏死和肝功能障碍。

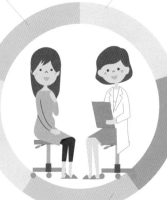

呼吸系统疾病

妊娠晚期增大的子宫挤压肺部，呼吸加快，容易出现供氧不足。因此，患呼吸系统疾病的妇女在孕前应先控制病情，以免病情加重。

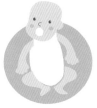

5.女性贫血会影响怀孕吗?

孕妇贫血会影响胎儿的营养物质的供给，甚至造成胎儿生长、发育缓慢，胎儿窘迫，早产甚至死胎。因而建议计划怀孕之前，应到血液科做全面检查，排除隐患。如果存在贫血，应明确贫血原因，针对病因治疗或在医生的指导下怀孕。

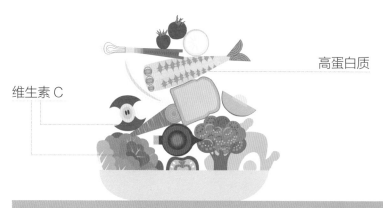

维生素 C

高蛋白质

平时要改变不良的饮食习惯，尽量避免偏食，保证营养均衡。

孕期常见的是缺铁性贫血，最好在贫血纠正后再怀孕。对于存在贫血的孕妇可多吃些鱼、虾等高蛋白质食物，瘦肉、动物肝脏等是补血的理想食物，可以适当增加摄入量，还要多吃水果和蔬菜，丰富的维生素 C 有利于铁的吸收。只有母亲拥有一个健康的身体，才能保证胎儿安全，顺利渡过妊娠期及分娩期。

6.患上子宫肌瘤还能结婚、生育吗?

子宫肌瘤是妇科常见的良性肿瘤,约有 1/4 的性成熟期妇女有子宫肌瘤,这并不影响结婚。

早期子宫肌瘤往往没有症状,一般通过检查才发现。

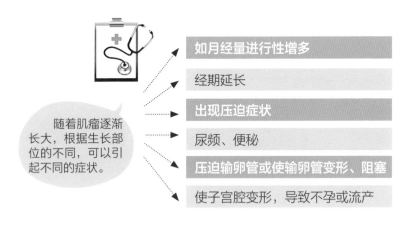

随着肌瘤逐渐长大,根据生长部位的不同,可以引起不同的症状。

如月经量进行性增多

经期延长

出现压迫症状

尿频、便秘

压迫输卵管或使输卵管变形、阻塞

使子宫腔变形,导致不孕或流产

虽然子宫肌瘤不影响性生活,但能否正常生育,与子宫肌瘤的病变程度、瘤体所长的位置有很大的关系。因此,建议计划怀孕的女性应常规进行孕前检查,如果发现肌瘤影响受孕或易导致流产,应该及早采取治疗措施,避免造成不良后果。

子宫肌瘤可以发生在子宫的任何部位

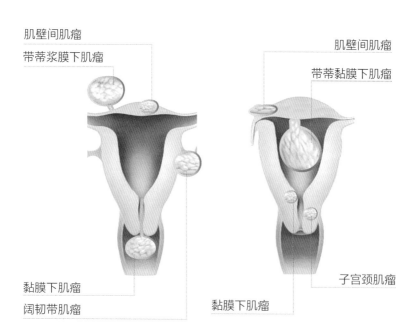

肌壁间肌瘤

带蒂浆膜下肌瘤

肌壁间肌瘤

带蒂黏膜下肌瘤

黏膜下肌瘤

阔韧带肌瘤

黏膜下肌瘤

子宫颈肌瘤

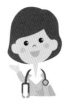

如患子宫肌瘤，只要定期检查，必要时采取治疗措施，一般不影响生育。

7.患有卵巢肿瘤能怀孕吗?

卵巢肿瘤并不都是恶性肿瘤

良性肿瘤一般发展缓慢,早期多无症状,通常通过体检或是 B 超检查才能发现。

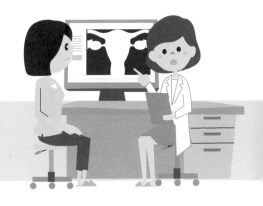

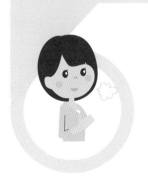

检查卵巢肿瘤

卵巢肿瘤是否要做手术应依据肿瘤的大小、是否恶性病变、对婚育可能产生的影响来决定。

因此，发现肿瘤后应该先请医生确认所长的肿瘤是良性还是恶性，肿瘤的大小是否影响受孕，是否需要做手术。

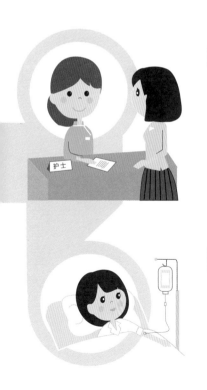

定期观察

如果确认是卵巢良性肿瘤而且较小，可定期观察。观察期也可以怀孕，但怀孕后要定期检查，监测卵巢肿瘤的生长情况，防止并发症的出现。

及时手术

如需做手术，术后通过病理检查可进一步确认肿瘤的性质。待卵巢良性肿瘤切除，身体康复后完全可以怀孕。

8.甲亢已经治愈，怀孕后会复发吗?

甲状腺功能亢进症，俗称"甲亢"。如果没有治好甲亢，是不宜怀孕的。因为怀孕后身体内分泌发生很大变化，可诱发诸多状况:

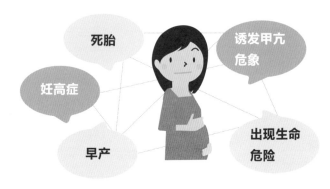

服药期间怀孕，药物还会抑制胎儿甲状腺的发育，生出患克汀病（也叫碘缺乏症、先天性甲状腺功能减退症、呆小症）的孩子。

如果经治疗甲状腺功能测定已正常，并在医生的建议下已经停药，应该没什么大问题了。但是怀孕前最好到医院找专家咨询和做有关化验检查，怀孕后也要定期到专科复查，避免甲亢复发。

只要加以重视，就会安全、顺利地生个健康的宝宝。

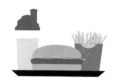

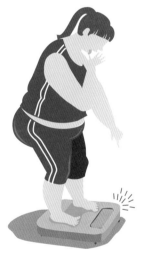

大多数人的肥胖症是因为不合理的饮食习惯和缺乏适量运动造成的,是人体吃进的热量多而消耗的热量少引起的,这是肥胖症中最常见的一种,又叫单纯性肥胖。另一种叫继发性肥胖,是一种神经、内分泌代谢紊乱性疾病,能引起多种疾病。其中一种为性腺功能减退症,不仅表现为肥胖,而且也影响生育。

成年女性或青春期女性肥胖者常伴有多囊卵巢综合征,可能出现月经紊乱、多毛、无排卵性月经或闭经,甚至卵巢功能提早衰退,发生不孕不育现象,往往需要治疗。这就是人们通常所看到肥胖的人不容易怀孕的现象。

患继发性肥胖中的性腺功能减退症,会影响生育。

10.患有先天性心脏病的人生育前应注意什么?

 90%　　　**先天性心脏病是一种多基因遗传病,约 90% 的先天性心脏病是由遗传因素与环境因素相互作用共同造成的。**

随着心脏外科的迅速发展,先天性心脏病手术后妊娠的孕妇明显增多。许多人认为,先天性心脏病患者手术后就和正常人一样了,生孩子没有危险,这种看法不全面。要想全面了解先天性心脏病对结婚及生育的影响,应该到心脏病专科做检查,最好在未妊娠时先明确心脏病的病因、病理改变以及心脏代偿功能的分级。

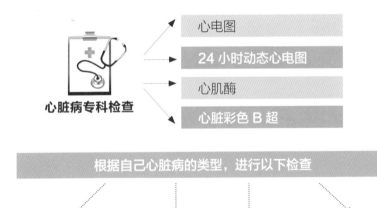

心脏病专科检查

心电图

24 小时动态心电图

心肌酶

心脏彩色 B 超

根据自己心脏病的类型,进行以下检查

内科　　产科　　遗传咨询　　医生建议

心脏功能 I～II 级时

在医生的监测下可以怀孕，怀孕后注意保健，避免病毒感染，定期到心脏专科、产科进行检查，妊娠 32～34 周、分娩期和产后 3 天是心脏负担较重时期，应加强监护，警惕心力衰竭症状的发生。

心脏功能在 III 级以上

不宜妊娠，以免有生命危险。

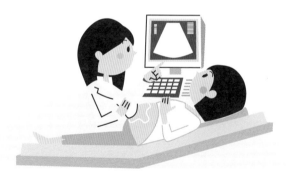

患有心脏病的孕妇千万要做好检查并遵医嘱。

11.孕妇感染艾滋病、乙型肝炎或梅毒怎么办？

艾滋病、梅毒和乙型肝炎都是传染性疾病，孕妈妈如果感染了这些传染病就有可能传染给胎儿或婴儿。因此，如果不幸感染了，一定要认真听从医生的建议，进行规范的干预措施。

艾滋病

HIV 阳性或患艾滋病的妇女不宜怀孕，如果不慎怀孕了，建议尽早终止妊娠。

对于无法终止妊娠的孕妈妈一定要遵医嘱进行母婴阻断措施

首先，孕妇在妊娠期要服用抗病毒药物。

其次，给宝宝进行人工喂养（奶粉喂养）。

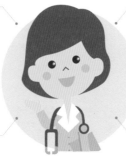

再次，宝宝出生后也要尽早服用抗病毒药物。

最后，不能给宝宝母乳喂养，更不能混合喂养（母乳喂养兼人工喂养），以减少母婴传播的风险。

梅毒

对于孕早期发现感染梅毒的孕妇

应当在孕早期与孕晚期各进行1个疗程的抗梅毒治疗。

对于孕中、晚期发现感染梅毒的孕妇

应当立刻给予2个疗程的抗梅毒治疗，2个疗程之间需间隔4周以上（最少间隔2周），第2个疗程应当在孕晚期进行。

对于临产时才发现感染梅毒的产妇

应当立即给予治疗。

乙型肝炎

对于乙型肝炎表面抗原阳性的孕产妇

无论是大三阳还是小三阳，应当密切监测肝脏功能。对于大三阳孕产妇应查乙型肝炎病毒定量，必要时进行抗病毒治疗，但不建议在孕期进行母婴阻断治疗。

新生儿在出生后 24 小时内

注射乙型肝炎免疫球蛋白（100 国际单位），同时进行乙型肝炎疫苗接种，之后在婴儿1月龄和6月龄的时候分别再次接种乙型肝炎疫苗。

12.为什么要做孕期检查（产前检查）？

孕妇们在孕期做产前检查，主要有以下几点好处：

1 在早期确诊

能检查是不是正常妊娠，及时发现和治疗妊娠并发症，保护母婴安全。

2 了解孕妇健康情况

对于患有如心脏病、肝脏疾病、肾脏疾病、血液病、系统性红斑狼疮、糖尿病、甲状腺功能亢进等并发症的孕妇，及时监测或终止妊娠，确保孕妇的安全。

3 了解胎儿生长发育状况

能及时发现胎儿发育异常、胎位不正等异常状况，及时纠正和治疗。

4 剔除遗传性疾病

如果孕妇的家族中有遗传性疾病历史，可以及时做产前诊断，以决定是否要继续妊娠。

5 指导孕妇妊娠期的卫生和营养

帮助孕妇了解妊娠和分娩的各个过程，以消除不必要的思想顾虑，指导孕妇做好家庭自我监护。

产前检查对孕妇和胎儿都是必不可少的，为了保证母婴安全健康，各位准妈妈们一定要遵医嘱按时做孕期检查。

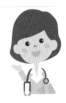

13.多长时间做一次孕期检查?

知道怀孕后应该尽早到医院产科门诊检查，医生将询问你停止月经后的情况，并了解夫妻双方有无与妊娠相关的病史及遗传病家族史，然后称体重及测量血压，做妇科检查，了解子宫大小与孕周是否相符，评估是否有妊娠高危因素。

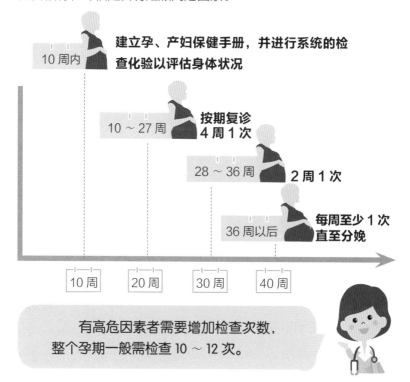

10 周内　建立孕、产妇保健手册，并进行系统的检查化验以评估身体状况

10 ～ 27 周　按期复诊 4 周 1 次

28 ～ 36 周　2 周 1 次

36 周以后　每周至少 1 次直至分娩

10 周　20 周　30 周　40 周

有高危因素者需要增加检查次数，整个孕期一般需检查 10 ～ 12 次。

14.孕期检查有哪些主要内容？

每次复诊时医生都会询问孕妇前次产前检查后有无异常情况出现，检查有无水肿、贫血等情况，测量体重、血压、宫高、腹围，复查胎方位，听胎心，必要时进行 B 超等检查以了解胎儿情况，复查尿常规及血常规等。孕期各时期保健主要内容见下图：

10 周　　　　　　　　　　　　　　**20**

孕早期

B 超确诊宫内妊娠及孕周。孕 10 周前立卡并做全套检查。怀孕 11 周到 13 周加 6 天内，查胎儿颈项透明层厚度（NT）。

16 ～ 20 周

做唐氏综合征筛查，有不良孕史、家族遗传病、孕妇年龄大于 35 岁，曾生育遗传病患儿，本次妊娠胎儿发育异常者建议到优生遗传门诊做产前诊断。

怀孕 10 周前立卡做全套检查的项目包括：血常规、血型、尿常规、肝功能、肾功能、血脂、空腹血糖、甲状腺功能、传染病四项、凝血功能、心电图、白带常规、地中海贫血筛查（血红蛋白电泳），乙型肝炎表面抗原阳性者做肝胆 B 超。

40 周

复查 B 超、电子胎心监护，每 3 天产检 1 次。

22 ~ 24 周

胎儿Ⅲ级系统彩色 B 超（三维或四维）。

30 周

40 周

41 周

住院催产

26 ~ 28 周

做妊娠高血压疾病预测和脐血流检查，以后定期复查。

31 ~ 32 周

复查 B 超(Ⅱ级)，监测胎儿生长发育，了解有无迟发性胎儿畸形；复查血常规、尿常规、肝功能、肾功能、微量元素等。

39 ~ 40 周

复查 B 超、脐血流、电子胎心监护，评估胎儿体重与分娩方式。属臀位、横位、疤痕子宫、妊娠期糖尿病患者可入院待产。

24 ~ 28 周

糖尿病检查，做葡萄糖耐量试验，复查血常规、尿常规。

34 ~ 37 周

每次孕检做电子胎心监护。疤痕子宫合并前置胎盘（胎盘位于子宫前壁）、中央性前置胎盘、妊娠期高血压者根据病情于 35 ~ 37 周入院。

15.为什么孕期检查要测量血压？

每次产前检查都要给孕妇测量血压，而且孕妇应尽可能向医生提供孕前或以往妊娠期间的血压情况。

在妊娠六七个月后

10%

约 10% 的孕妇会出现血压升高或伴有浮肿、蛋白尿，这就是妊娠常见的并发症——妊娠期高血压疾病，此病对孕妇、胎儿有一定危害，早期发现，及时治疗，比较容易控制病情。

怀孕 6 个月后如血压在 140/90 毫米汞柱或以上，则需引起孕妇的注意，及时就诊。年龄大、肥胖、双胎、贫血、慢性高血压等孕妇更容易发病。目前，此病症发病的准确机制尚不清晰，病理改变多是由于全身小动脉的痉挛，因而是一种影响全身器官系统的疾病，也会影响胎盘血循环，造成供血不足，影响胎儿生长发育，严重者甚至可造成胎死宫内；孕妇可因病情恶化，发生脏器功能受累、抽搐（子痫）或脏器功能衰竭而导致死亡。

产前检查时测量血压很重要。

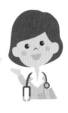

16.孕早期为什么要做阴道检查？
孕早期进行阴道检查会引起流产吗？

通过阴道检查，可以了解以下情况：

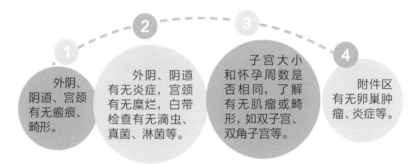

① 外阴、阴道、宫颈有无瘢痕、畸形。

② 外阴、阴道有无炎症，宫颈有无糜烂，白带检查有无滴虫、真菌、淋菌等。

③ 子宫大小和怀孕周数是否相同，了解有无肌瘤或畸形，如双子宫、双角子宫等。

④ 附件区有无卵巢肿瘤、炎症等。

检查如发现异常应及时处理。如卵巢肿物，必要时可在孕中期手术治疗，以免发生扭转、破裂等并发症，而且大的肿物会占据腹腔的空间，甚至影响胎儿发育；生殖道感染要积极治疗，以预防流产、早产；阴道横隔、纵隔可选择在临产后手术切开或直接剖宫产。这些处理都是为了安全分娩并保护胎儿。阴道检查要在孕早期进行，因为这时子宫不太大，盆腔器官容易摸清，不易遗漏，而且可不失时机地进行处理。

一些孕妇拒绝阴道内诊，主要顾虑是怕阴道检查时刺激胎儿引起流产。其实 60% 的早期流产是因胚胎发育异常，部分因内分泌功能失调、子宫畸形、感染、外伤等因素造成的。孕早期阴道检查不会造成流产。

17.为什么要测量宫高、腹围?

随着怀孕周数增加，孕妇的子宫高度和腹围也随之增长，根据增长速度，可间接了解胎儿宫内发育情况。怀孕 16 ～ 36 周，宫高平均每周增加0.8 ～ 0.9厘米，36 周后每周增加0.4 ～ 0.5厘米。腹围因孕妇胖瘦不一，变化较大，与腹围相比，宫高的可靠性更好些。

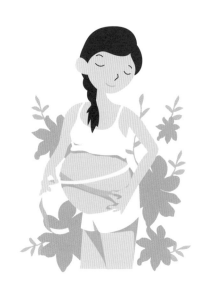

胎儿宫内生长受限、胎儿畸形、羊水过少、横位、子宫畸形、死胎等，均可使子宫底高度低于正常值或增长速度减慢，甚至停滞。多胎、羊水过多、巨大儿、胎儿畸形、臀位等，可使宫高高于正常值或增长速度过快。因此，通过测量宫高、腹围，有助于判断某些异常情况，以便及时处理。

测量宫高、腹围对孕妇和胎儿健康都有帮助。

18. 孕产期B超监护起什么作用？
B超检查对胎儿有影响吗？

B 超检查结果准确、操作简便，对母亲及胎儿无害，可反复多次检查，现已成为产科不可缺少的诊断和监护方法。孕产期 B 超检查可包括以下内容：

1 可以明确是子宫内妊娠还是异位妊娠、胚胎是否有正常心跳、有无葡萄胎等。

2 可以明确是单胎还是多胎，如果是双胎，可明确是单绒毛膜双胎还是双绒毛膜双胎，胎儿发育是否正常、有无畸形。

3 通过监测母胎血流、子宫动脉血流及胎儿生物物理评分等评估胎儿宫内安危。

4 可以明确胎盘位置，有无前置胎盘、胎盘早剥。

5 可以测定羊水量是否正常及其变化情况。

6 观察胎儿有无脐带绕颈、脐带隐性脱垂等脐带异常现象。

7 观察产后子宫复原情况，确认有无胎盘残留。

B 超检查对胎儿有无不良影响是孕产妇很关心的事。妇产科使用 B 超近 40 年，还没有出现 B 超检查副作用的报道。但强调用于产前诊断的超声功率有行业规定，在此前提下孕期做 B 超检查是安全的，目前仍属于无创检查项目，但妊娠早期超声检查要尽量避免彩超检查且检查的持续时间不宜过长。

> 孕妇做正常的 B 超检查是安全的。

胎心电子监护是胎心电子监护仪利用超声多普勒原理连续监测胎儿心率、宫缩及胎动，并将其标记在纸上的一种监护方法。该种方法操作简单、无创伤，易于被孕妇接受，现正普遍用于产前及产时的胎儿监护。

进行监护时，孕妇取半卧位，将胎心和宫缩探头放在孕妇腹壁上，每次监护时间 20 分钟。

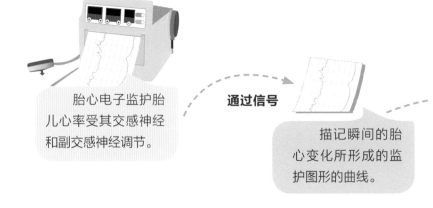

胎心电子监护胎儿心率受其交感神经和副交感神经调节。

通过信号

描记瞬间的胎心变化所形成的监护图形的曲线。

> 正常妊娠可从怀孕第 37 周开始每周做一次胎心电子监护，如有合并症或并发症，可以从怀孕第 28 ～ 30 周开始做胎心电子监护。

胎心率、胎动、宫缩会自动显示在屏幕及图纸上，但宫缩过强、胎动过频或孕妇过于肥胖时会干扰图形、影响诊断，必要时可以适当延长监护时间。

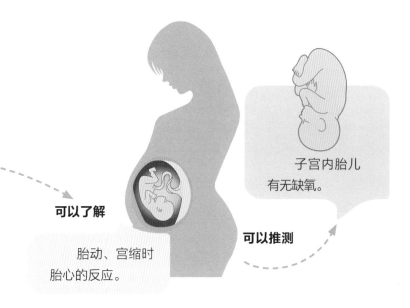

子宫内胎儿
有无缺氧。

可以了解

胎动、宫缩时
胎心的反应。

可以推测

20.产前筛查是什么？为什么要做产前筛查？

5.6%

据2012年数据显示，我国出生缺陷率约为5.6%(指出生有缺陷的婴儿占所有婴儿的比例)，即平均每小时就有3个带着缺陷的孩子来到这个世界。

产前筛查是预防大多数存在先天性缺陷的婴儿出生的一种手段，它是通过化验孕妇血液中的某些特异性指标，筛选出某些先天性缺陷的高危人群的方法。目前主要针对发病率比较高的先天愚型(21-三体综合征)、神经管畸形和18-三体综合征等疾病进行筛查，即通过产前筛查以查出可能怀有先天愚型、神经管畸形和18-三体综合征胎儿的高危孕妇。

只要抽取孕妇2毫升静脉血。

对胎儿和孕妇无任何影响。

筛查的最佳时期是妊娠 15 ～ 21 周

如果筛查结果是高危，则需进一步做产前诊断以明确结果。一旦确诊怀有先天愚型儿，孕妇将被劝告终止妊娠，从而避免了残疾儿的出生，提高了出生人口的素质。

21.什么情况需要做产前诊断？

有下列情况之一者应进行产前诊断：

产前筛查为高风险孕妇

35 岁以上高龄孕妇

曾生育过染色体病患儿的孕妇

夫妇一方为异常染色体携带者

曾有不良孕产史者或特殊致病因子接触史者

夫妇一方为遗传性疾病患者或孕妇生育过某种遗传性疾病患儿

夫妇双方为某种遗传病基因携带者

羊水过多或者过少者

医学上认为需要进行产前诊断的其他情况

凡有上述情况的妇女，生育遗传性疾病和先天性疾病患儿的风险明显增高，故需主动配合医生，进行产前诊断。

产前诊断的方法：

1 有创产前诊断

通过介入性产前诊断手术，包括经腹绒毛穿刺活检术（抽绒毛）、羊膜腔穿刺术（抽羊水）、脐静脉穿刺术（抽脐血）取材进行检测。

2 无创产前诊断

通过母体外周血进行胎儿部分染色体检测或通过医学影像对胎儿进行检查。

22.什么是地中海贫血？

每年全球约有十万名严重的地中海贫血婴儿诞生，该病在地中海沿岸国家以及中东、东南亚国家发病率特别高，在我国长江以南各省份尤其是广东、广西、海南等地高发。

地中海贫血是由于体内珠蛋白基因缺陷使合成血红蛋白的珠蛋白链减少或缺失，血红蛋白生成障碍，导致溶血性贫血甚至发育异常。其贫血严重程度与基因异常的程度有关。

地中海贫血根据临床特征一般可分为三种类型

重型

重型 α 地中海贫血为致死性贫血病，通常出生前或出生后 1 ～ 2 小时内死亡。

中间型

中间型地中海贫血的贫血程度有轻重差异，轻者只有轻度贫血症状，重者需要定期输血来维持生命。

轻型

轻型地中海贫血（基因携带者）可能无明显症状，只有在化验的时候才发现有轻度贫血。

23.地中海贫血基因诊断和产前诊断的政府补助标准是什么?

为了减少重度地中海贫血患儿的出生,广西壮族自治区人民政府拨出专项资金给需要进行地中海贫血患儿基因诊断和产前诊断的农村夫妇补助。

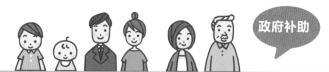

1 **地中海贫血基因诊断**

普通农村家庭每对夫妇补助 800元 ,自付 200元 ,农村低保家庭成员、重度残疾人全免。

2 **地中海贫血产前诊断**

普通农村家庭每对夫妇补助 1 300元 ,自付 550元 ,农村低保家庭成员、重度残疾人全免。

24.怀孕前后为什么要补充叶酸?

叶酸对人体有重要营养作用,人类若缺乏叶酸可引起巨红细胞性贫血、白细胞减少症等。此外,叶酸对孕妇尤其重要。怀孕头3个月是胎儿器官系统分化、胎盘形成的关键时期,细胞生长、分裂十分旺盛。此时叶酸缺乏可导致胎儿畸形如神经管发育缺陷,包括无脑儿、脊柱裂等,还可能引起早期流产。

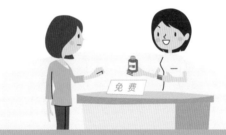

孕妇需要的叶酸量比普通人要高4倍,每天服用量为0.4毫克

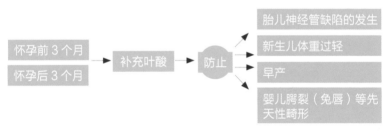

为了减少出生缺陷,中国政府拨出专项资金为孕妇免费发放叶酸,所有计划怀孕的妇女在怀孕前3个月至怀孕后的前3个月可到辖区卫生服务中心(站)或妇幼保健机构免费领取叶酸片。

25.孕妇为什么要补钙?孕妇该怎样补钙?

钙的生理功能十分重要。胎儿骨骼与牙齿发育需要大量钙质,如果孕妇饮食摄入的钙不足,会出现抽筋、腰腿酸痛、骨关节痛、浮肿等现象,严重者甚至会发展为高血压、难产、骨质疏松、软骨症、骨盆畸形、牙齿松动、产后乳汁不足等。胎儿缺钙可导致骨骼与牙齿发育不良,婴儿出牙晚,而新生儿也因为血钙不足而容易惊厥,或有佝偻病的发生,甚至会影响胎儿将来的智力发育。

孕妇在怀孕早期钙的标准供给量为每日800毫克,怀孕中期为每日1000毫克,怀孕晚期为每日1200~1500毫克。

富含钙元素的食物

食物中钙的最好来源为牛奶,每250毫升牛奶可供300毫升钙。其他富含钙元素食物有大豆及其制品、蛋类、海产品、芝麻、黑木耳、坚果等。

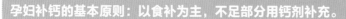

孕妇补钙的基本原则:以食补为主,不足部分用钙剂补充。

孕妇应从怀孕中期开始额外补充一定量的钙剂,如碳酸钙、葡萄糖酸钙等。并且应同时进食富含维生素D的饮食,以利于钙的吸收。避免高盐饮食、酗酒、吸烟、饮用碳酸饮料等,因其会加速钙在尿中的流失。

26.孕期为什么要补铁?

　　铁是身体内制造血红蛋白的主要原料,孕期对铁的需要量会明显增大,孕妇体内缺铁可导致缺铁性贫血,是妊娠期间较为普遍的病症。如果没有足够的铁的及时补充,孕妇就会表现出缺铁性贫血症状,如头痛、头晕、耳鸣、目眩、疲倦乏力、记忆力减退、抵抗力下降,还易发生早产、感染,对产时出血耐受性差,更严重的可引起贫血性心脏病,甚至心力衰竭。此外,贫血使胎儿氧供应减少,影响胎儿的生长发育,使胎儿体内储备的铁元素减少,容易出现胎儿窘迫、流产等情况,新生儿出生后往往为低体重儿,发生新生儿贫血,使其抵抗力下降,容易患病。

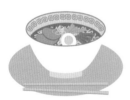

含铁丰富且易于吸收的食物主要为红肉,孕妇应保证其摄入量。

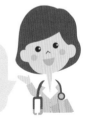

　　建议孕妇孕期定期检查铁蛋白及血红蛋白,必要时补充铁剂,否则容易耗尽体内储存的铁,造成贫血。

27.孕妇体重增加以多少为宜？

孕期的理想体重（千克）增加

	1～3个月	4～6个月	7～9个月	总计
体重正常者	1～2	5	5～6	11～13
孕前体重偏低	2～3	6	6～7	14～16
孕前体重偏高	1	3	3	7

根据美国妊娠及哺乳期营养学会的建议，孕妇妊娠期宜增加多少体重，若以身体质量指数 [Body Mass Index，BMI= 体重（千克）/身高^2（米）] 为指标，根据孕前 BMI 值的不同，孕期适宜增加的体重也是有所差别的。

孕前体重/身高类别	孕期体重增长值(千克)
低（BMI <19.8）	12.5～18.0
正常（BMI 19.8～26.0）	11.5～16.0
高（BMI 26.0～29.0）	7.5～11.5
肥胖（BMI 29.0）	6.0～6.8

28.孕期体重过重或增加过多有什么影响？

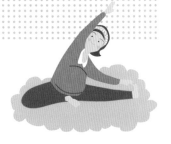

体重过重，会增加机体各器官系统的负担，出现代谢异常，对母婴产生不利影响，一般认为肥胖孕妇容易发生下列问题：

1 先兆子痫发生率高，因可发生子痫、胎儿生长受限，增加了围产期死亡率。

2 由于肥胖增加了麻醉和手术技术上的困难，母亲及新生儿并发症发生率增加。

3 剖宫产腹壁切口可因脂肪液化而愈合不良。

4 高血糖、糖尿病、巨大儿发生率高。

5 过度肥胖，产后体形恢复困难。

6 难产率高，特别是胎儿大，分娩过程中产程延长，发生梗阻性难产比例增高，这会增加孕妇的剖宫产率和感染率，胎儿宫内窒息的发生率也会增加。

7 形成血栓及栓子，引起血管栓塞性疾病。

29.胎盘是什么？胎盘有哪些功能？

胎盘是胎儿与母体间物质交换的主要器官。胎儿所需的大量物质在此交换及运转。

胎盘的功能主要包括以下几个方面

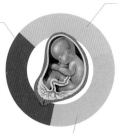

激素及酶的合成

胎盘能合成多种激素及酶维持妊娠，并满足胎儿在子宫内生长的需要及母亲乳腺发育的需要。

物质的交换及运转

母亲的血液可通过胎盘将营养物质转运给胎儿，同时将胎儿产生的废物交换出去。

母亲抗体的分享

母亲体内的部分抗体可通过胎盘运送至胎儿体内，以增加胎儿出生后对疾病的抵抗力。

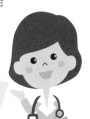

胎盘功能是否良好，关系到胎儿生长发育是否正常，胎盘的异常也可能引起一些严重的妊娠并发症。

30.为什么说脐带是胎儿的生命线？

脐带是连接胎儿及胎盘的纽带

胎儿与胎盘之间所有的物质交换都要经过脐带的血管，因而脐带对胎儿的存亡有重要作用。脐带柔软、细长，容易受压及扭曲，各种原因造成的脐带血流受阻，都将危及胎儿的生命。

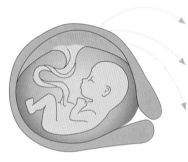

脐带呈圆柱状结构，内有两条脐动脉及一条脐静脉。

脐带的表面光滑，直径1～2.5厘米，足月脐带平均长50～100厘米。

脐带过长易发生脐带打结、缠绕，过短易影响血液循环或发生胎盘早剥。

脐带内的脐静脉，负责接收从母体来的新鲜血液，富含营养和氧气的血液流经胎儿全身后，回到胎儿的动脉系统，代谢后的废物会进入两条脐动脉，再通过胎盘运回母体。由于脐带血管比脐带长，所以脐带血管屈曲、充盈，使脐带多处隆起，这可以缓冲脐带受到牵拉时对脐带血管的影响。

31.羊水是从哪里来的？

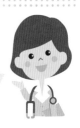

羊水过多或过少，都应引起孕妇的重视，羊水的异常往往提示胎儿或胎盘有异常。

在妊娠的不同时期，羊水来源各有不同

早期妊娠时

羊水主要来自母体血清，经胎膜渗透进入羊膜腔。胎儿血液循环形成后，通过胎儿皮肤渗透的水分成为羊水的来源之一。

中期妊娠以后

胎儿开始吞咽羊水、排出尿液，使羊水量维持动态平衡，而此时胎儿皮肤已角化，不再是羊水成分的来源。

晚期妊娠时

羊水的运转除胎尿的排出及羊水的吞咽外，胎肺也可吸收羊水，胎盘胎儿面的羊膜也可以交换水分。

羊水量随妊娠时间而变化。妊娠 8 周时，羊水只有 5 ～ 10 毫升；妊娠 20 周时，羊水达 400 毫升；妊娠 34 ～ 38 周时，羊水约 1 000 毫升；足月妊娠时，羊水约 800 毫升；妊娠过期时羊水量会明显减少。一般羊水少于 300 毫升为羊水过少，等于或超过 ? 毫升为羊水过多。

32.胎儿在妈妈的肚子里是怎样生活的?

胎儿在妈妈肚子里生活280天左右,通过脐带、胎盘与妈妈相连接。胎盘是胎儿与妈妈的物质交换站点。胎儿生长发育需要的各种营养由妈妈通过胎盘提供,而胎儿产生的废物则通过胎盘交换给妈妈,由妈妈排出。另外,胎盘还能产生胎儿的生活必需品(如激素等),同时保护胎儿免受外界的侵害。

脐带是胎儿的生命线

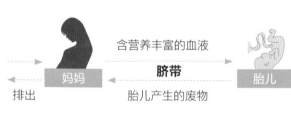

含营养丰富的血液

脐带

妈妈　　　　　　　　　　　　胎儿

排出　　　胎儿产生的废物

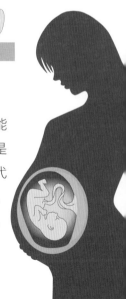

胎儿在妈妈体内时,周围有羊水,使胎儿能在水中活动,并避免外界的伤害。胎儿的尿液是羊水的重要来源,同时胎儿会吞咽羊水,经过代谢成为尿再排出。羊水也可通过呼吸道、胎盘、胎膜及脐带的吸收进行交换,约3小时更换1次,如此循环。

33.您知道怎样数胎动吗？

正常的胎动是胎儿健康的表现，因此孕妇可以通过监测胎动来判断胎儿状况。

胎动计数方法：怀孕28周起，每日早、中、晚各数胎动1小时。

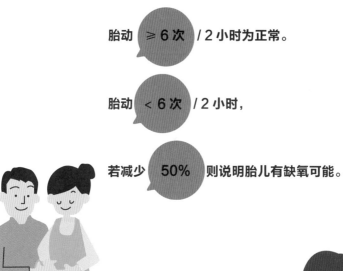

胎动 ≥6次 / 2 小时为正常。

胎动 <6次 / 2 小时，

若减少 50% 则说明胎儿有缺氧可能。

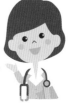

如胎动减少或胎动频繁，
请及时就诊告知医护人员。

34.什么是孕妇学校？参加孕妇学校有哪些好处？

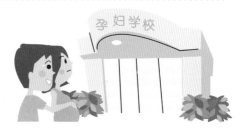

　　孕妇学校就是以优生、优育，提高人口素质为目的，专门为孕妇举办的健康教育活动的场所。学校根据孕周的不同，分别以孕早、中、晚期不同对象组成不同的学习班。要求夫妻双方参加学习，掌握产前、产时、产后系统保健的要点。通常采用面授及咨询的方式，以电视、录像、幻灯片等不同形式，由妇产科或儿科临床医师、助产护士或妇女保健医师讲课。

孕妇学校学习内容主要包括：

妊娠生理与优生的基础知识　　　　产时配合
围生期保健知识　　　　　　　　　产褥期保健要点
系统产前检查的好处　　　　　　　新生儿生理特点及护理要点
孕妇营养及用药知识　　　　　　　怎样进行母乳喂养等
妊娠晚期并发症

　　准父母们只有通过孕妇学校的学习掌握孕产期保健及营养知识，才能更好地配合医生并进行自我保健，为优生、优育创造良好的条件。

100

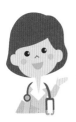

35.怎样进行胎教?

为了促进胎儿生理及心理上的健康发育成长所采取的保健措施,称为胎教。胎教应从孕中期开始持续至孕晚期。

1. 音乐胎教

共同欣赏音乐,可以选择一些舒缓、旋律优美的轻音乐、古典音乐或儿歌。将装有音乐录音带的小录音机(需经过消磁处理)放在母亲腹壁近胎儿头部的位置,或在室内播放音乐,音量适中,每天定时播出(2 ~ 3次)。

2. 语言胎教

孕妇在怀孕期间反复阅读趣味性故事、古诗、外语、数学等书,或制成录音带每天反复播放,同时接受绘画、音乐等方面的熏陶。

3. 抚摸胎教

从妊娠第 4 个月后,每天定时抚摸胎儿。孕妇取侧卧位,全身肌肉放松,用双手放在腹部,由上至下轻轻地抚摸胎儿,每次约 5 分钟,可以锻炼胎儿的触觉和促使其发育。

4. 保持良好的精神状态、稳定的情绪及精神修养

多接触真、善、美的东西,克服不良情绪。夫妇应多些亲密、幽默、活泼的交谈,包括父母与胎儿之间,以及胎儿自身的各种话题。

36.有早孕反应怎么办?

早孕反应是一种正常的生理现象,一般只要在饮食上注意以下几方面就可以了:

1 少吃多餐

以不引起胃部不适或恶心呕吐为宜,另外将每日所需的食物分多次摄入,即可多次加餐。

2 注意调味,促进食欲

孕妇可选用

山楂、糖葫芦、酸梅、杏等,以增进食欲。

多吃蔬菜等,可以通便,防止便秘。

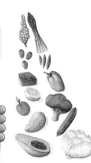

3 不要因噎废食

即便是吐了,仍要再吃,因为要保证母体和胎儿正常的代谢需求,只要有一部分食物留在胃里,就可供母体和胎儿消化、吸收。

4 增加体液，以免脱水

　　频繁呕吐者应选择稀粥、藕粉、酸梅汤、西瓜汁、山枣汁、椰子汁等食用。

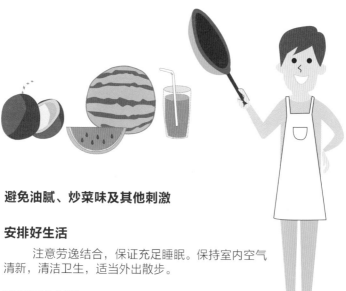

5 避免油腻、炒菜味及其他刺激

6 安排好生活

　　注意劳逸结合，保证充足睡眠。保持室内空气清新，清洁卫生，适当外出散步。

7 避免不良刺激

　　避免去人多杂乱处，精神放松，保持情绪稳定。

8 适当的辅以维生素或镇静药物

37.准爸爸在胎教中起什么作用？

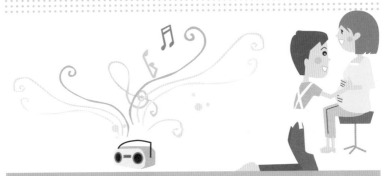

在准妈妈实施胎教的过程中，准爸爸做好以下几点，更有利于胎教的进行，并起到良好的效果。

① 合理安排好生活

准爸爸应尽量减轻妻子的体力劳动，为其提供优质、合理的饮食。早孕反应时要准备合适的饮食，少食多餐。在胎儿发育迅速的阶段，需供应富含高热量、高蛋白质、微量元素（尤其是钙和铁）和维生素等的食物。

② 稳定准妈妈的情绪

准爸爸应尽最大努力让妻子心情舒畅。另外，需要给予胎儿刺激和锻炼，如给胎儿讲故事，陪着准妈妈欣赏优美的音乐，适度的玩笑、风趣的谈话、适当的交往等。这些刺激及情绪适度的变化都有益于胎儿大脑的发育。

38.孕妇尿频是病吗？

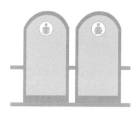

　　孕妇怀孕期间易出现尿频，这在孕期前 3 个月和最后 1 个月时尤为突出——这种现象大多数是孕期的正常生理变化。其原因是人体内膀胱位于子宫的前方，怀孕后，子宫逐渐增大，使膀胱受压，因而膀胱内储尿量会受影响，尿量不多时也会有尿意。孕早期 3 个月内子宫在骨盆腔内逐渐增大，膀胱受压逐渐严重，因而尿频症状会越来越明显。怀孕 3 个月后，子宫增大从盆腔进入腹腔，减轻了对膀胱的压力，则尿频现象减轻。妊娠 36 周后，胎儿先露头部下降入骨盆内，再次对膀胱产生压迫，因此尿频症状再次明显，平均每 24 小时约小便 10 次。

　　孕妇的这种尿频只是尿的次数多些，每次的尿量较平时少，且无尿痛、尿急，与泌尿系统感染不同，不是病症。

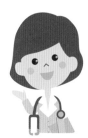

39.孕妇心慌气短就是有心脏病吗?

　　孕妇增大的子宫、不断生长的胎儿、增多的羊水，使各器官组织的工作量都要增加，身体需要的氧也增多。对氧的需求需要依靠增加每分钟的心跳次数和增多每次心脏排出的血液量来代偿，同时增大的妊娠子宫推挤横膈，使心脏向上、向左移位，机械性地增加了心脏负担。

孕前心率
70次/分

孕晚期心率
80～85次/分

　　在此情况下只要稍做活动，已经处于代偿功能状态的心脏就会进一步增加负荷，使每分钟心率再次加快，但仍可能出现供氧不足，所以孕妇就表现为心慌气短了。不过这种情况一旦出现，正常情况下只要稍事休息，就会缓解，而且对孕妇不会有什么不良后果。如果持续存在或加重，应尽早就医。

　　不怕不怕，孕妇偶尔心慌气短是正常的。

40.孕妇下肢浮肿是怎么回事？
   对孕妇下肢浮肿应采取什么措施？

在怀孕的中期和晚期，孕妇会出现浮肿

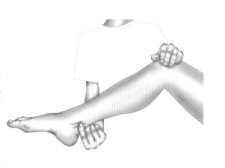

皮下组织范围广、疏松，是液体潴留的好场所。开始仅是踝部皮肤发紧、发亮，手指按下去有凹陷，后期会逐渐向上蔓延到小腿、大腿。大多数浮肿经休息后可自行消退，但严重时腹壁和全身都会水肿。

孕期出现轻度的水、钠潴留是正常的，这与孕妇的姿势也有一定关系。因为不断增大的子宫会压迫下腔静脉，而站立时，会阻碍一些大血管，如髂总静脉内的血液回流，静脉压增高迫使血管内液体过滤到组织间隙，出现水肿；这种水肿一般较轻，常常仅为脚踝水肿，休息后可以恢复。

如果经过休息仍不恢复，或浮肿程度越来越重，则可能发生了妊娠高血压疾病，这就需要及时就医治疗。

41.孕妇为什么容易发生便秘和痔疮?

孕妇容易发生便秘,往往与怀孕后消化系统发生的变化有关。怀孕后胎盘分泌大量的孕激素,可使胃肠道蠕动变慢、变弱,吃进的食物不能按照原有的速度从胃、小肠、大肠向消化道远端运送。

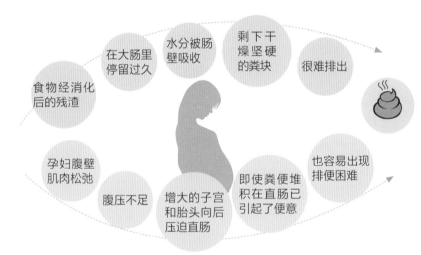

食物经消化后的残渣

在大肠里停留过久

水分被肠壁吸收

剩下干燥坚硬的粪块

很难排出

孕妇腹壁肌肉松弛

腹压不足

增大的子宫和胎头向后压迫直肠

即使粪便堆积在直肠已引起了便意

也容易出现排便困难

患便秘的孕妇,整天有排便感觉又排不出,很不舒服,食欲也受影响,而且便秘还容易诱发痔疮。妊娠晚期,增大的子宫压迫下腔静脉,影响下半身静脉(包括下肢、外阴的静脉和直肠肛管的痔静脉)血的回流,痔静脉淤血,压力加大,管壁变薄,被动扩张后就形成了弯曲的静脉团,更会发生和加重痔疮。

42.孕期如何防治便秘和痔疮？

预防便秘首先要养成定时排便的卫生习惯，即使没有便意，也应养成此习惯。

要多吃富含纤维的食物和蔬菜，清晨喝一杯含盐的温开水也利于排便。

适当的活动，像散步、做操，均可增强肠管蠕动、促进排便。

预防痔疮首先要防治便秘，同时也要注意孕妇的体位，站立或坐式不宜过久，经常变换姿势可以减轻痔静脉淤血。

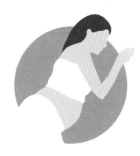

夜间入睡要左侧卧，避免增大子宫对静脉的压迫；如有痔疮脱出要及时送回，温水清洁后用手还纳即可，如水肿严重或已发生感染，应到医院外科就诊。

43.孕妇经常腰背痛该怎样处理?

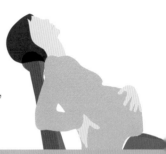

妊娠后半期,孕妇时常感觉腰背疼痛,临近产期时则更加明显。

孕妇发生腰背痛主要是由于不断增大的子宫向前凸出,使身体重心前移,为求身体平衡,只有靠背部后仰才行,背部肌肉长期处于这种不自然的紧张状态,自然会有不舒服和酸痛的感觉。

再加上妊娠期松弛激素分泌增加,导致骨盆各个关节韧带逐渐松弛,以适应分娩。如果孕妇平时有体育锻炼的习惯,肌肉弹性较好,则腰背痛的症状会有所缓解。腰背疼痛的现象只有等到分娩后才能逐渐消除。一般腰背痛不严重时,不需要特殊处理。

如果疼痛比较严重,可以通过一些办法减轻,如不要久站,不要过多走路,穿柔软合适的低跟或坡跟鞋,保证充足的休息和卧床时间,按摩局部疼痛处,等等。严重的腰背痛不能用产科原因解释时,应到相关科室(如骨科)进一步检查治疗,以防漏诊其他疾患。

44.孕妇为什么有耻骨痛?该怎样处理?

　　人的左、右耻骨在骨盆前方连接，形成耻骨联合，其间有纤维软骨，上下附有耻骨韧带。妊娠期间在激素的作用下骨盆关节的韧带松弛，耻骨联合之间的缝隙会宽 0.3 ~ 0.4 厘米，便于分娩时胎头通过。这是正常现象。

女性骨盆

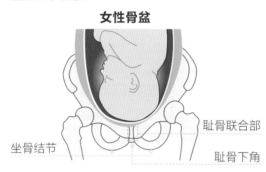

坐骨结节

耻骨联合部

耻骨下角

　　如果韧带松弛超过了限度，骨盆就不稳定了，孕妇坐、立或卧床翻身均困难，走路时迈不开腿，用不上劲;若耻骨间隙大于 1 厘米，则说明耻骨联合分离。有时合并纤维软骨发炎，往往痛得很厉害，这种现象多出现在怀孕最后 1 ~ 2 个月。凡有上述症状的孕妇要减少活动甚至卧床休息直到分娩。轻度的耻骨联合分离，不影响阴道分娩，但如症状较严重，胎儿相对又比较大时，可考虑剖宫产。产后因激素作用消退，韧带张力逐渐恢复，有的耻骨联合分离的产妇仍要卧床 1 ~ 2 个月才能正常活动。用弹性腹带或弹性绷带固定骨盆能够有所帮助。

45.孕妇皮肤瘙痒是怎么回事?

有些孕妇在妊娠期间会出现不同程度的皮肤瘙痒。这种症状多在妊娠 6 个月后发生,也有的在孕早期开始,在分娩后很快消失。这是妊娠期特有的症状,称为妊娠瘙痒症。

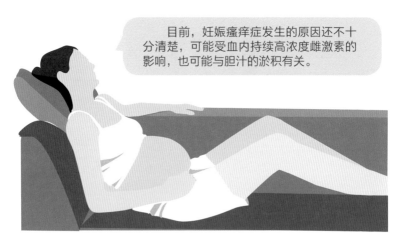

目前,妊娠瘙痒症发生的原因还不十分清楚,可能受血内持续高浓度雌激素的影响,也可能与胆汁的淤积有关。

也有人认为这是一种遗传病,因为这类孕妇往往在妊娠时症状复发,而且她们的母亲、姐妹也有同样的情况。为了止痒,可以局部涂炉甘石洗剂缓解症状,严重者需服用抗过敏药或镇静剂。由于胆汁淤积引起的瘙痒可同时出现黄疸,严重者会危及母亲及胎儿健康,需要与病毒性肝炎加以区别。如果为胆汁淤积引起的瘙痒,则需按医生的方案进行治疗。

46.孕妇出现异常的10个危险信号是什么？

孕妇如果出现了以下 10 种情况，则提示妊娠可能有不正常情况存在，应尽快就医。这 10 种信号如下：

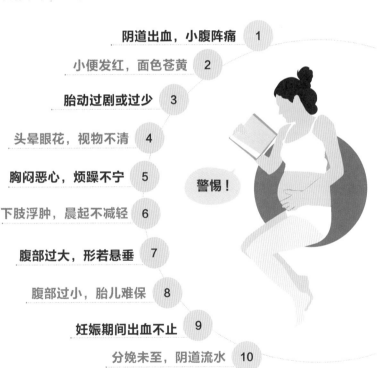

阴道出血，小腹阵痛 1

小便发红，面色苍黄 2

胎动过剧或过少 3

头晕眼花，视物不清 4

胸闷恶心，烦躁不宁 5

下肢浮肿，晨起不减轻 6

腹部过大，形若悬垂 7

腹部过小，胎儿难保 8

妊娠期间出血不止 9

分娩未至，阴道流水 10

警惕！

孕妇一旦出现 10 种信号中任何一种，应引起高度警惕，立即去医院做产科检查，争取早期诊断、早期处理，预防意外情况发生。

47.孕期用药原则是什么?

1　　　妊娠期若非必须用的药物则尽量不要用药(尤其是孕早期)。

2　　　孕妇必须补充的钙、铁、维生素等应适量;需要及时治疗妊娠并发症及合并症时,应选择效果好且对胎儿无毒的药品。

3　　　掌握好用药剂量及疗程。

4　　　孕期自觉不适时应及时看病,就诊时要告诉医生怀孕的时间,以便医生恰当选用药物,孕妇要遵医嘱服药。

5　　　医生在孕妇有明确用药指征时,应慎重考虑母胎的安全用药剂量。

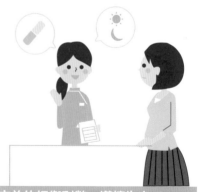

总之,孕妇应慎用药物,应总体权衡利弊,谨慎为之。

48.孕妇感冒了该怎么办?

孕妇患感冒,应尽快地控制感染、排除病毒,同时应采取措施控制体温。

轻度感冒的孕妇

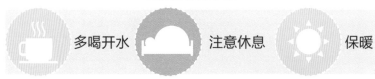

多喝开水　　注意休息　　保暖

感冒较重有高烧者,除一般处理外,应尽快地控制体温,如果存在细菌感染,可以在医生指导下选择合适的抗生素治疗。

温度过高,即超过 38.5 ℃ 时

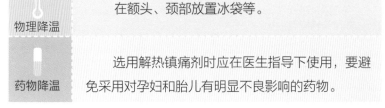

物理降温	在额头、颈部放置冰袋等。
药物降温	选用解热镇痛剂时应在医生指导下使用,要避免采用对孕妇和胎儿有明显不良影响的药物。

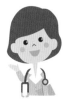

孕妇患感冒时不要轻视,但也不能随意自行用药,一定要去专科医院诊治,千万不能自行服药。

49.高血压孕妇应注意什么?

1 高血压妇女如计划妊娠，应向医生咨询，评估是否适宜妊娠。需要药物治疗的，应调整药物，减少对胎儿的不利影响。

2 一旦妊娠即应到医院进行围产保健，动态测量血压并确定基础血压，以后定期检查，在平时需要留意血压和体重的变化，可以每天测量血压并做好记录，发现异常及时就医处理。

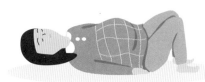

3 高血压孕妇容易并发先兆子痫、胎盘早剥、肾功能衰竭、胎儿生长受限等，如出现蛋白尿、水肿等症状时，应积极治疗，视病情及时终止妊娠。

4 安排好作息时间，劳逸结合，保持足够的睡眠。避免过度劳累及精神创伤，保持心情舒畅，减少心理压力。

5 高血压合并妊娠时，视血压调整降压药剂量，避免血压过低或过高、血压波动变化过大。

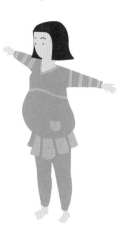

6 加强胎儿胎盘功能监测，孕妇可自我监测胎动，数胎动是最简便的自我监测方法。孕妇卧床时多采取左侧卧位以增加胎盘灌流量。

7 低盐清淡饮食，提倡每天食盐摄入量控制在6克以下，限制饮酒，避免吸烟。